Prof. Dr. med. Tobias Esch

Wofür stehen Sie morgens auf?

Warum Sinn und Bedeutung entscheidend für unsere Gesundheit sind

Für Maren

*Hat man sein WARUM des Lebens,
so verträgt man sich mit fast jedem WIE.*

Friedrich Nietzsche

PROF. DR. MED.
TOBIAS ESCH

Wofür stehen Sie morgens auf?

Warum Sinn und Bedeutung entscheidend für unsere Gesundheit sind

Inhalt

Einleitung 8

Wenn einem das Leben entgleitet – Bauer Henningsens Geschichte 12

Dreidimensionalität: Woraus sich Gesundheit bisher zusammensetzt 28

Ist Medizin „sinnlos"? 31

Das Leben ist subjektiv 35

Warum hat der Mensch eigentlich ein Gehirn? 38

Das Bewusstsein erweitern 41

Gesundheit ist nicht nur eine ärztliche Entscheidung 44

Mind-Body-Medizin: Geist, Seele und Körper sind unzertrennlich 50

Sich selbst regulieren 52

Es ist der Geist, von dem alles abhängt 55

Wieder zur Besinnung kommen 58

Das ABC des Glücks und eines erfüllten Lebens 64

Aufbrechen statt zurückwollen 66

Wie Glück im Allgemeinen funktioniert 68

Auf den Spuren des Sinns im 20. Jahrhundert 71

Glück ist lernbar 79

Wenn alle Bedürfnisse erfüllt sind 83

Das ERG-Modell oder was uns wirklich motiviert 86

Wenn einem Sinn und Glaube abhandenkommen – Francescas Geschichte . . . 92

Die vierte Dimension der Gesundheit . . . 102
Nicht ausgebrannt, sondern unglücklich . . . 104
Sinnkrise oder gefühlte Heimatlosigkeit . . . 109
Von der Theorie in die Praxis . . . 114
Systemische Widerstände . . . 121
Ein Mangel an Verbundenheit . . . 126
Die Realität einer Vision . . . 132
Den Dualismus überwinden . . . 135

Zwischen den Welten – Sarahs Geschichte . . . 138

Die Kraft von Verbundenheit . . . 148
Nostalgie oder das Glück, nach Hause zu kommen . . . 151
Das mediterrane Syndrom . . . 156
Wundermittel der Medizin . . . 161
Sinn, Bedeutung und Zugehörigkeit in anderen Kulturen . . . 169

Die Bedeutung des Wortes und des Glaubens – Carstens Geschichte . . . 178

Sich gegenseitig in der Essenz begegnen . . . 191
Der heilige Moment . . . 192
Dem, was schon da ist, Raum geben . . . 197
Was ich von meinen Patienten gelernt habe . . . 201
Medizin trifft Seelsorge . . . 204

Wenn höhere Mächte ins Spiel kommen – Jürgens Geschichte 208

Zu guter Letzt: Vom Ich zum Wir 224

Danksagung 236

Einleitung

Dieses Buch erzählt die Geschichte von Bauer Henningsen, von Francesca, Sarah, Carsten und Jürgen. Aber auch meine eigene. Es ist kein politisches Buch. Es thematisiert weder den Klimawandel noch enthält es einfache Ratschläge zur Optimierung von Seele und Welt.

Auf den folgenden Seiten zeichne ich den Weg von Menschen nach, die krank wurden, weil sie ihren Sinn nicht kannten oder er ihnen auf ihrer Reise durchs Leben abhandenkam. Weil sie sich selbst verloren hatten, sich nicht mehr zurechtfanden in der Welt, nicht mehr zu Hause waren in ihrem Leben, weder in sich selbst noch in ihrer Umgebung eine Heimat sahen. Menschen können auch kulturell obdachlos sein.

Dieses Buch handelt von nahezu wundersamen Veränderungen und Heilungen, die eintraten, als ebenjene Menschen plötzlich wieder Sinn fanden, wieder verbunden waren mit sich selbst, mit ihrer Welt, den Mitmenschen, auch mit etwas Höherem. Mit dem Boden, auf dem sie standen, mit der Luft, die sie atmeten, mit ihrem Herzen und der Essenz, aus der sie kamen und die in ihnen wohnte. Wenn die Dinge wieder ihren Platz und eine Bedeutung hatten. Wenn sie wieder wussten, wofür sie morgens aufstanden.

Was ist *Ihnen* wichtig im Leben? Wofür stehen *Sie* morgens auf? Haben Sie sich das auch schon einmal gefragt? Und kennen Sie bereits die Antwort? Der Verhaltenstherapeut Jens Corssen sagt hierzu mit einem Augenzwinkern: „Wenn Ihnen auf diese Frage nichts einfällt, bleiben Sie einfach liegen."

Bereits die ersten Patientinnen und Patienten, mit denen ich auf Station in Kontakt kam, beeindruckten mich tief. Bei ähnlichen, manchmal gleichen Diagnosen zeigten ihre Gesichter – ihr tägliches Dasein in der Welt, wenn man sie etwa morgens zum Waschen begrüßte –, dass doch jeder Fall anders ist. Dass hinter jeder Krankenakte, jedem Kurvenverlauf ein ganz individuelles Schicksal steckt. Eine ganz eigene Persönlichkeit mit einer ganz eigenen Geschichte.

Mich hat immer fasziniert, dass Glück und Zufriedenheit, ebenso wie Gesundheit und Krankheit, nicht nur objektive Anteile haben. Sondern dass es einen ganzen Kosmos von subjektiver Erfahrung und Individualität gibt, in dem das Geheimnis der individuellen Widerstandskraft und Resilienz beheimatet scheint. Die Frage der Bedeutung – etwa der eigenen Existenz und des Lebens in und um einen herum. Und schließlich die große Frage nach dem Sinn. Die Antworten darauf finden sich nicht im Außen und auch nicht in irgendwelchen Krankenakten oder Lehrbüchern. Solche Fragen werden von Ärztinnen und Ärzten oft noch nicht einmal gestellt. Aus medizinischer Sicht scheinen sie auch kaum relevant. Schließlich geht es ja genau darum, einen Standard zu definieren und alles dafür zu tun, dass nach objektiven Kriterien Heilung hergestellt oder Gesundheit erhalten werden kann.

Doch wer sagt im individuellen Fall, was dies genau bedeutet? Wer interpretiert den eigenen Zustand, die eigene Situation eigentlich als gesund oder heil? Und haben diese Fragen und deren individuelle Beantwortung Auswirkungen auf Gesundheit und Genesung?

All diese Fragen waren ein zentraler Grund für mich, überhaupt Medizin zu studieren. Ich wollte mehr darüber erfahren, wie man als Mediziner solche Fragen stellen und herausfinden könnte, ob sie wesentlich waren. Und natürlich, ob sich daraus mögliche Antworten ableiten ließen, um etwas Bedeutsames zu erfahren.

Ein Teil meiner späteren Profession brachte mich schließlich dazu, das zu werden, was heute verkürzend Glücksforscher genannt wird. Dieser Forschungszweig erlaubte mir unter anderem, bei mehreren tausend Patientinnen und Patienten sowie bei Studienteilnehmenden die folgenden Fragen systematisch und konkret zu stellen: Was ist Ihnen wichtig im Leben? Was ist bedeutsam für Sie? Wofür stehen Sie morgens auf?

Die zentralen Erkenntnisse aus dieser Forschung finden Sie in diesem Buch wiedergegeben. Dabei habe ich mich bemüht, sie aus

Sicht der Betroffenen und Befragten zu erzählen. Ebenso habe ich mich selbst zur Diskussion gestellt.

Können Sie sich noch erinnern, wie Sie als Kind in der Sandkiste spielten? Oder haben Sie möglicherweise das Bild vor Augen, wie Ihre eigenen Kinder auf einem Spielplatz ganz versunken und glücklich bei einer Sache sind, selbstvergessen und absolut eins mit sich und der Welt? Wären Sinn und Zweck aus Sicht dieses Kindes, das Sie gerade vor sich sehen, bedeutsam? Wahrscheinlich nicht. Es ist ja alles da.

Wann also waren Sie zuletzt ganz da? Bewusst und ganz überzeugt, völlig anwesend und sinnlich im gegenwärtigen Moment? Und wie lange konnten Sie das aushalten? Wann fühlten Sie sich zuletzt wirklich zu Hause? Vermählt mit dem Hier und Jetzt, verbunden mit der Natur, beheimatet auch im eigenen Körper? Wie fühlt sich das an? Was macht das mit Ihnen?

Auf meinem Weg als Arzt und Forscher fand ich etwas Bedeutsames – einen *Missing Link!* In diesem Buch möchte ich Sie einladen, mit mir auf eine Reise zu gehen. Ich möchte meine eigenen Beobachtungen teilen, als Mediziner und als Mensch. Ich möchte vom Sinn in der Medizin sprechen und mit Ihnen den Spuren einer vierten Dimension der Gesundheit folgen. Dazu finden Sie am Ende jedes Kapitels jeweils eine Übung, mit der Sie diese Sinn- und Bedeutungsebene in Ihren Lebensalltag mit integrieren können.

Wir sitzen alle in einem Boot. Deshalb verstehe ich meine Reise auch als Sinnbild unser aller Reisen. Stechen wir in See!

Wenn einem das Leben entgleitet – Bauer Henningsens Geschichte

Wenige Wochen bevor ich Bauer Horst Henningsen zum ersten Mal begegnete, hatte ich in einer großen Hausarztpraxis im Münsterland, fünfzig Kilometer entfernt von der nächsten Großstadt, als Assistenzarzt angefangen. Meine Frau und ich lebten zuvor in den USA, wo ich als Wissenschaftler in einem faszinierenden Umfeld an der Harvard Medical School arbeiten durfte. Die Geschehnisse rund um den 11. September 2001 sowie die fortschreitende Schwangerschaft meiner Frau stellten den Entschluss, in den USA zu bleiben, so sehr infrage, dass wir kurzerhand beschlossen, für die Geburt unseres ersten Kindes und alles Weitere, ohne genau zu wissen, was das sein könnte, nach Deutschland zurückzukehren.

Es musste schnell ein Job für mich als Arzt gefunden werden. Eine neue Existenz, um die kommende junge Familie, wie wir nun aufgeregt feststellten, sicher zu ernähren und natürlich auch, um eine gesicherte ärztliche Weiterentwicklung in Aussicht zu haben. Wir beschlossen, dass ich als Hausarzt arbeiten würde, um die Medizin nach Jahren im Elfenbeinturm der Forschung am Bostoner Mind Body Medical Institute wieder so richtig von der Pike auf zu erfahren. Dieser Schritt „zurück" mit aufgekrempelten Hemdsärmeln und letztlich auf dem Boden der Tatsachen schien uns aus pragmatischen Gründen geboten.

Nach einigen Telefonaten aus den USA nahm ich die freundliche Einladung, als neuer ärztlicher Kollege einem etablierten hausärztlichen Praxisteam auf dem Land beizutreten, an. Der Praxisinhaber war zugleich Professor für Allgemeinmedizin, was mir den Entschluss erleichterte, da ich mir erhoffte, die akademische Anbindung nicht völlig zu verlieren. Auch für ihn war es fraglos eine mutige Entscheidung. Bereits nach unserem ersten Telefonat bot er mir die Stelle an, die es so eigentlich gar nicht gab. Er habe „das so auch noch nie gemacht", resümierte er im Gespräch, nur aufgrund eines telefonischen Eindrucks und ohne weitere Referenzen. Wir schlugen gewissermaßen mündlich am Telefon ein, wurden Freunde und sind es bis heute, auch wenn meine Frau und ich damals das Für und Wider des Angebots erst noch erörterten und als Team die Entscheidung trafen. Der Professor sagte, ich solle am Montag, dem 3. Juni 2002, um 9 Uhr in seiner Praxis erscheinen. Meine Frau, so beschlossen wir, würde in Münster den neuen Wohnort für uns erkunden und etablieren, bald schon mit Kind. Ich dagegen würde täglich morgens eine Stunde mit dem Auto aufs Land fahren und abends zurück, wenn keine Nachtdienste anfielen, um meinen neuen Beruf als „Hausarzt in Ausbildung“ auszuüben.

Nie zuvor hatten wir im Münsterland gelebt, wir hatten dort keine Bekannten, keine Familie, wir kannten weder Land noch Leute, allenfalls aus Erzählungen oder aus dem Fernsehen. Nie zuvor hatte ich in einer Landpraxis als Arzt gearbeitet, kannte aber zum Glück prinzipiell das Umfeld, denn ich hatte mein Medizinstudium als Hilfskraft in einer Hausarztpraxis in Göttingen zum Teil mitfinanziert.

Natürlich wollten die alteingesessenen Patientinnen und Patienten, deren Familien zum Teil über Generationen mit dem Praxisinhaber und seinem Team verbunden waren, das neue ärztliche Mitglied der Hausarztpraxis, das „Küken“ mit noch nicht abgeschlossener allgemeinmedizinischer Facharztweiterbildung, erst mal kennenlernen. Auch wenn klar war, dass die meisten selbstverständlich weiterhin Termine mit dem lang bekannten Ärzteteam machen würden.

Bereitwillig nahm ich also zu Beginn die Rolle an, hauptsächlich diejenigen Patienten zu sehen, die neu waren oder ohne Termin – aufgrund eines Notfalls oder eines akuten Leidens, das keinen Aufschub erlaubte – in die Praxis kamen. So waren anfangs alle Patienten und Patientinnen neu für mich: jedes Mal eine neue Geschichte, ein neues Gesicht, ein neues Kennenlernen, ein neuer Beziehungsaufbau. Und all das unter einem enormen Zeitdruck. Denn die riesige Praxis war in der Gegend beliebt. Viele kamen mit akuten Leiden oder akuten Verschlechterungen von vorbestehenden Erkrankungen und konnten deshalb nicht lange auf einen Termin warten. An manchen Tagen, die oft bis spät abends gingen, sah ich bis zu 200 Patientinnen und Patienten. An einem solchen Tag im Sommer begegnete ich zum ersten Mal Bauer Henningsen.

Schon die Art und Weise, wie er frühmorgens die Praxis betrat, ließ mich im wahrsten Wortsinn aufhorchen: Mit lautem Poltern und unter deutlich hörbarem Stöhnen und Ächzen, einer Mischung aus Luftnot und schmerzbedingter Qual, ging er zum Empfangstresen im Vorraum. In verschlammten Gummistiefeln und einem blaugrauen Overall, ebenfalls verdreckt, den gewölbten Bauch kaum kaschierend, den typischen bäuerlichen Schlapphut auf dem Kopf stand er da, nur etwa einen Meter siebzig groß. Mit einer Hand hielt er sich den Allerwertesten und sprach mit sonorer Stimme.

Dieser Mann hatte eine enorme Präsenz, das konnte ich sofort spüren, als ich, zwischen zwei Besprechungsräumen hin- und hersprintend, kurz die Diskussion zwischen Bauer Henningsen und unserer „Chefin an der Front“ vorne im Foyer verfolgte.

„Ich muss zum Doktor, hab Schmerzen. Spritze!“

„Der Professor ist heute gar nicht im Haus“, antwortete die Kollegin am Tresen, „die anderen Kollegen sind auch alle ausgebucht. Ich muss Sie zu unserem neuen Kollegen, Dr. Esch, schicken.“

„Na, dann hoffen wir mal, dass sie dem was beigebracht haben und der weiß, wie man ’ne ordentliche Spritze setzt!“

„Der kommt von weit her zu uns – er war auch in der Forschung, wie der Professor!“, erklärte sie geduldig.

„Dann bin ich halt das Versuchskaninchen. Hauptsache, es hilft! Schlimmer kann es eh nicht werden, halt’ ich eben meinen Hintern dafür hin.“

Henningsen wurde mein Patient – und blieb es.

An jenem Morgen holte ich ihn kurze Zeit nach seinem Eintreffen in der Praxis persönlich aus dem Wartezimmer ab und geleitete ihn in einen kombinierten Besprechungs- und Untersuchungsraum. Er folgte mir laut jammernd und schimpfend, wobei er deutlich zum Ausdruck brachte, dass er nur widerwillig mit mir mitkäme. Dabei wirkte er aber doch irgendwie freundlich und nicht abweisend. Bei der Begrüßung streckte er mir seine fleischigen, etwas rötlich glänzenden Hände entgegen, an denen man deutlich die Spuren von täglichem Gebrauch – Risse, Krusten, Verhornungen und abgebrochene Nägel –, erkennen konnte. Keine Frage, ich hatte jemanden vor mir, der schwere Arbeit gewohnt war. Leicht gebeugt, mit gerötetem Gesicht, aber zugleich mit einem verschmitzten Lächeln, das auch einen Blick auf seine gelblichen Zähne und eine riesige Zunge freigab, trat er durch die Tür, die ich hinter ihm schloss.

Ich mochte den Mann vom ersten Moment an. Er hatte etwas Lebenserfahrenes und Gütiges. Die vielen Falten in seinem Gesicht zeigten nicht nur das fortgeschrittene Alter an, sondern genauso alle gemachten Erfahrungen, gedachten Gedanken, erlittenen Sorgen – und, wie ich vermutete, jede Menge Humor. So war es dann auch. Aber erst einmal hatte er starke Schmerzen, vor allem im unteren Rücken.

Aus den Eintragungen in seiner Karteikarte konnte ich schnell ersehen, dass dieser Zustand nicht zum ersten Mal auftrat. In der Regel bekam er eine Spritze zur Schmerzlinderung und Entspannung der akut verhärteten Muskulatur, dazu etwas zur Unterdrückung einer möglichen begleitenden Schwellung und Entzündung im Gewebe. Danach verschwand er wieder, um etwa sechs Wochen später mit den gleichen Beschwerden wiederzukommen.

Henningsen machte an dem Morgen deutlich, dass er weder zu langen Gesprächen noch zu ausführlichen Untersuchungen aufgelegt war, schließlich sei ja „alles klar“, normalerweise wäre er ja „zum Doktor“ gegangen, nun müsse er halt mit mir vorliebnehmen. Ich solle nur das machen, was bei ihm üblich sei, ihn so behandeln, wie das die „eigentlichen Ärzte“ in seinem Fall täten, der Doktor zumal, den sie hier „den Professor“ nannten, den er aber schon kannte, als er noch lange kein Professor gewesen war, und dann sei alles gut. Eine kurze Untersuchung erlaubte ich mir dennoch, auch wenn ich letztlich den erhaltenen Auftrag befolgte. Zu meiner Spritzentechnik gab es keine Beschwerden, wir wechselten noch ein paar kurze Worte über seinen Tag, er würde jetzt wieder zurück in den Stall gehen, wo der Schmerz heute Morgen aufgetreten war, als er sich mit der Mistgabel in der Hand mal wieder verhoben hatte. „Das ist eben die blöde Hexe.“ Nun würde er das Tagwerk im Stall und auch sonst alles weitere verrichten. „Schönen Dank, Herr Doktor, war gar nicht so schlecht, wir sehen uns wieder, hoffentlich nicht sehr bald. Und: Herzlich willkommen hier bei uns!“

Die nächsten drei bis vier Monate kam Bauer Henningsen mindestens dreimal in die Praxis, immer in der gleichen Weise und mit den gleichen Beschwerden. Zunehmend entwickelte sich eine Vertrautheit, ja ein fast freundschaftliches oder familiäres Verhältnis zwischen uns. Dieses Phänomen hatte ich zuvor schon mehrfach erlebt: eine Art Großeltern-Enkel- beziehungsweise Vater-Sohn-Beziehung, die sich mitunter mit älteren männlichen Patienten ergab. Diese Beziehung erfuhr jedoch eine grundlegende Veränderung, als ich eines Nachts auf den Hof von Bauer Henningsen gerufen wurde.

Unsere Praxis nahm regelmäßig an den kassenärztlichen Notdiensten teil, was bedeutete, dass wir auch außerhalb der regulären Öffnungszeiten nicht nur für unsere Patienten und Patientinnen, sondern stellvertretend auch für die aus anderen Praxen im Ort erreichbar waren. Zu den Aufgaben im Notdienst gehörte es, mit einem Handy und einem umfangreichen Arztkoffer ausgestattet, mit dem privaten Auto zu Hausbesuchen zu fahren beziehungsweise die Rat suchenden Patienten bei bestimmten Notwendigkeiten auch direkt in die Praxis einzubestellen.

Solche notärztlichen Dienste, die unter der Woche vom Abend und bis zum nächsten Morgen und am Wochenende von Samstag bis einschließlich Sonntag gingen, hatte ich etwa alle vier bis sechs Wochen zu leisten. Nachdem das restliche Team die Praxis verlassen hatte, blieb ich allein zurück und erledigte Schreibtischarbeit, während ich auf eintreffende Anrufe wartete. Weil ich zu weit entfernt von der Praxis wohnte, rollte ich irgendwann eine Matratze auf dem Boden des Sprechzimmers aus, um in der wenig heimeligen Atmosphäre, auf dem Boden liegend zwischen Computern, Kabeln, Untersuchungsliegen, Büchern und Medikamenten, kurze Momente der Ruhe zu finden.

In einer solchen Nacht, es war ein Samstag, erreichte mich der Anruf von Bauer Henningsens Sohn. Seinem Vater ginge es gar nicht gut, er habe starke Schmerzen, sähe sich nicht in der Lage, bis zum nächsten Morgen zu warten, außerdem sei er auch kaum transportfähig, ob ich nicht vielleicht zu ihnen kommen könne. Ich ließ mir die Adresse geben, fand den Hof auf meinem Faltplan, weit draußen in der Bauernschaft, jenseits regulärer Straßen, und machte mich mit meinem Arztkoffer auf den Weg.

In tiefer Dunkelheit bog ich von der Landstraße auf einen Feldweg ab. Es gab keine Straßenlaternen, der Weg war nicht asphaltiert und führte, wie ich vermutete, zu dem kaum erleuchteten Gehöft, das in der Ferne zu erahnen war. Ein kurzer Moment der Unaufmerksamkeit, als ich die Landkarte checkte, und es gab plötzlich einen Rumms. Mein alter Golf neigte sich vorne auf einmal bedrohlich zur Seite und war manövrierunfähig, weil ich in einer Kurve des schmalen Weges in einen Graben am Rand gefahren war. Es ging weder vor noch zurück. Schließlich ließ ich das Auto an Ort und Stelle stehen, nahm eine Taschenlampe sowie den Arztkoffer aus dem Auto und machte mich zu Fuß auf den Weg. Nach etwa zehn Minuten erreichte ich den Hof.

Der Sohn des Bauers öffnete mir die Tür. Henningsen selbst saß an einem Holztisch in der offenen Küche, die zugleich Ess- und Wohnzimmer zu sein schien. Vor sich ein Glas Wasser – wie ich annahm – und eine aufgeklappte Zeitschrift. Ein halb ausgefülltes Kreuzworträtsel und ein Kugelschreiber verrieten, dass er versucht hatte, sich damit von den Schmerzen abzulenken. Von seinem Platz auf einer eingebauten schlichten Holzbank ohne Polster, Kissen oder Auflagen blickte er zu mir auf. Der Boden im Raum war aus Stein, es war recht kühl, das Licht fahl, man hörte eine Standuhr ticken, eine insgesamt recht trostlose Atmosphäre.

Der sonst so wache, oft kecke Blick von Henningsen war getrübt, seine Augen schauten traurig. Und doch konnte man die Freude und Erleichterung spüren, als ich an seinem Sohn vorbeiging, um ihm die Hand zu schütteln.

„Ich bin so froh, Sie zu sehen, Herr Doktor!"

Henningsen erzählte mir, was vorgefallen war, letztlich das Übliche. Jedoch hatte er sich dieses Mal nicht in die Praxis getraut, es sei ihm irgendwie peinlich gewesen, weil die letzte Behandlung doch erst so kurz zurücklag. Dieses Mal war alles anders. Er hatte den Schmerz über den Tag geschleppt, jetzt aber ging gar nichts mehr. „Sohn, der Doktor muss kommen!"

In dieser Nacht erlebte ich den Bauern das erste Mal in seinem privaten Umfeld, in seinem Heiligtum, in seiner eigenen Welt. Ich konnte ihn und sein Umfeld riechen, hören, tasten. Er hatte mir sprichwörtlich die Tür geöffnet – und dann auch sein Herz, sein Innerstes. Die Spritze setzte ich nebenbei, denn diesmal stand Bauer Henningsen als ganzer Mensch im Mittelpunkt, der das dringende Bedürfnis hatte, mich an seinem Leben teilhaben zu lassen. Er packte aus. Er konnte nicht mehr, er konnte auch nicht mehr länger verdrängen – die Scheunentore seines Lebens standen offen.

Henningsen führte den Hof in dritter Generation. Seine Frau kam vom Nachbarhof. Als sie vor Jahrzehnten geheiratet hatten, brachte sie ein beträchtliches Stück Land mit in die Ehe ein. Es ging ihnen damals sehr gut, in der Ehe, persönlich, aber auch finanziell. Mittlerweile war der Nachbarhof verlassen. In der Familie seiner

Frau hatte es keine Söhne gegeben, die beiden Schwestern waren lange schon fort, und nach dem Tod des Vaters wurde der Hof geräumt. Die Mutter lebte noch bis vor Kurzem in einem Pflegeheim, hochbetagt, doch „ohne Gedächtnis, völlig verwirrt". Einen weiteren Teil der Fläche übernahmen die Henningsens, der größere ging an die Kommune und wurde in ein Gewerbegebiet umgewidmet. „Seelenlos!"

Bauer Henningsen hatten zwei Söhne. Der eine war Single geblieben, kam nicht wirklich mit dem Leben klar, wie er erzählte. Er half hin und wieder auf dem Hof, lebte dann auch dort, schlief in seinem alten Kinderzimmer, hatte aber sonst eine kleine Wohnung in der nächsten Kleinstadt, wo er sein Geld an Wochenenden in einer Fußballkneipe am Tresen verdiente. Henningsen war offenbar enttäuscht von ihm, sagte das aber nicht direkt. „Ist ja schließlich mein Sohn."

Der andere Sohn hatte eine Ausbildung zum Landwirt gemacht. Er war der ganze Stolz des Vaters, seine Hoffnung für die Zukunft, und sollte den Hof eines Tages übernehmen.

„Für ihn habe ich das alles hier gemacht. Wir sind doch die Henningsens, ein Teil der Gegend hier ist nach uns benannt – das muss doch weitergehen!"

Der Sohn war verheiratet, hatte mittlerweile selbst zwei jugendliche Söhne, „eine gute Ehe mit einem Mädel aus Münster". Die Schwiegertochter sei eine tolle Frau. Einzig: Sie mochte das Land nicht, fand es auch für ihre eigenen Söhne, deren Schulausbildung und Freundeskreis, keinen guten Ort. Schließlich überredete sie ihren Mann, im Fernlehrgang ein „Computer-Studium" zu machen. Das bekam er alles neben der Arbeit auf dem Hof hin. Sie hatten extra für die kleine Familie angebaut, damit sie „es sich hier schön machen konnten". Vor eineinhalb Jahren dann eröffnete Bauer Henningsens Sohn dem Vater, dass er einen Job in einer Firma in Münster angenommen habe.

Seit über einem Jahr waren sie nun schon weg. An den Wochenenden kam sein Sohn aus Münster zuweilen zum Helfen. Meistens alleine und nur, wenn der andere Sohn nicht da war, weil die beiden nicht gut miteinander klarkamen und sich lieber aus dem Weg gingen. Die Enkelkinder und auch die Schwiegertochter hatte Henningsen schon seit Monaten nicht mehr gesehen. Das machte ihn traurig. Früher war es immer so lebhaft auf dem Hof gewesen. Aber das war mittlerweile vorbei. Sonst lebte auch niemand aus der Familie mehr hier. Seine eigenen Eltern waren schon lange tot, die eine verwitwete Schwester wohnte in Süddeutschland. Er habe sie schon seit über zehn Jahren nicht mehr gesprochen.

Henningsens Frau hatte mittlerweile eine „schlimme Vergesslichkeit" entwickelt, sie könne sich kaum mehr an die Kinder erinnern, geschweige denn an die Enkel. Mit ihr hatte er immer über alles reden können. Doch nun sei da nur noch Schweigen. Sie sei nicht in der Lage, sich allein anzuziehen und zu versorgen. Hilfe hätten sie noch keine in Anspruch genommen. „Das kriegen wir schon selber hin!", sagte der Bauer und es war offensichtlich, wie peinlich ihm die Situation war. So wollte er nicht gesehen werden, und schon gar nicht wollte er, dass man seine Frau so sah. Er schirmte sie ab. Eine langjährige Haushaltshilfe sei vor einigen Monaten in den Anbau vom Sohn gezogen, Kost und Logis frei. Dafür kochte sie und putzte das Haus, schaute auch ein bisschen mehr nach der Frau, denn er sei ja die meiste Zeit draußen. Auch die Wäsche machte sie. „Aber reden tun wir nicht viel." Einkäufe brachte der Supermarkt zweimal in der Woche direkt zu ihm nach Hause. Der Sohn eines alten Schulfreundes hat das Geschäft übernommen. „Doch die werden wohl auch bald dichtmachen. Kein Personal. Das Gewerbegebiet hat zwei große Märkte, diese seelenlosen Ketten, wissen Sie." Zum Glück würden sie im Moment noch die meisten Lebensmittel selbst produzieren. „Wir sind echte Selbstversorger, keine Transportwege, alles öko, schon von Natur aus – das sollen sich die Grünen mal hinter die Ohren schreiben!"

Heute Morgen war sein Sohn wieder aus Münster gekommen. Früher als sonst. Henningsen wollte gerade in den Stall aufbrechen. Da hatte ihn sein Sohn abgefangen und erzählt, dass die Familie überlegte, ins Ausland zu gehen. Sie würden sich Sorgen um ihn machen und um die Mutter, die müsse in ein Heim. Sie und er bräuchten mehr Hilfe. Den Hof könne er, der Sohn, auf keinen Fall übernehmen. Das sei ja immer klar gewesen, aber er wolle das dem Vater noch einmal klipp und klar sagen. Das könne so alles nicht weitergehen.

Henningsen wirkte sehr niedergeschlagen. Auch seine Sprache war verlangsamt, die Stimme leiser als sonst. Man hatte ihm den Boden unter den Füßen weggezogen. Er wusste augenscheinlich nicht mehr weiter, schien wie erstarrt. Er, der sonst immer eine Lösung für alles gefunden hatte, der Fels in der Brandung, an dem sich alles orientierte, der die Richtung vorgab, sah plötzlich keinen Sinn mehr, keinen rechten Weg, keine Zukunft. Er hatte das Zutrauen verloren. Alles zog sich in ihm zusammen. Und jetzt waren da immer öfter diese Schmerzen, seit Kurzem auch noch ein Bluthochdruck. Schlafen konnte er nach eigenen Angaben auch kaum mehr, „nur mit Hilfe – Doppelkorn!" Alles schien irgendwie falsch.

Ich fragte Bauer Henningsen, ob sein Sohn wüsste, wie es ihm wirklich ging. Er zuckte bloß mit den Achseln. Ich schlug vor, den Sohn hinzuzuholen. Mit einem lautlosen Nicken stimmte er zu. Um mich dann zu bitten, dass ich es ihm erzählen möge.

So gut es ging, schilderte ich dem Sohn, was ich gehört hatte. Dazu auch meine Beobachtungen, meinen eigenen Eindruck. Ich ließ nichts weg, während ich hin und wieder zur Seite blickte und mich rückversicherte, dass Henningsen einverstanden war und ich fortfahren sollte. Dabei war mir nicht entgangen, dass der Bauer sich zwischenzeitlich mit dem Handrücken Tränen aus den Augenwinkeln wischte. Im Laufe meiner Schilderungen hatte der Sohn zunehmend seinen Blick von mir ab- und dem Vater zugewandt. Als ich schließlich zu Ende gekommen war, blickte der Sohn dem Vater fest in die Augen und ergriff seine Hände: „Vadder, du kannst dich darauf verlassen, wir werden den Hof erhalten!“

Ich machte mich wieder auf den Heimweg. Damit mein Auto wieder auf den rechten Weg kam, holte der Sohn einen Traktor aus der Scheune, und wir fuhren zusammen die dunkle Zufahrt entlang in Richtung meines stecken gebliebenen Golfs. Der Sohn schien genauso erleichtert wie der Vater, als wir ihn verließen. Fast gut gelaunt rief er: „Wir sind die Henningsens – wir halten zusammen. Das kriegen wir schon hin!“ Dann merkte er noch an, dass sein großer Sohn – Bauer Henningsens ältester Enkel – bereits mehrfach lebendiges Interesse an der Landwirtschaft gezeigt habe. Sie hätten schon öfters darüber gesprochen, dass er doch beim Opa zugucken und lernen könne, sicher ließe er ihn auch Trecker fahren. Sie planten ohnehin, an den kommenden Wochenenden auch wieder gemeinsam zu den Großeltern zu fahren. Überhaupt wolle er das jetzt alles angehen, auch mit der Mutter, vielleicht mit einem richtigen Pflegedienst und einer guten medizinischen Anbindung. Ob ich ihnen dabei helfen würde und die Mutter auch meine Patientin werden könne? Natürlich bejahte ich beides. Der Sohn erklärte noch einmal, dass er bis zum heutigen Abend über das Ausmaß der Probleme und die Sorgen des Vaters nicht wirklich Bescheid gewusst habe. Der Vater habe immer alles weggewischt. Auch die Situation der Mutter sei ihm erst jetzt richtig bewusst geworden.

Nachdem mein Auto wieder auf der Fahrbahn stand und wir im Begriff waren, uns zu verabschieden, kam mir noch eine Idee. Bauer Henningsen hatte erzählt, dass er bis vor einigen Jahren mit seiner Frau im Gemeindechor gesungen habe. Durch die damals schon beginnende Erkrankung der Frau und die damit behaftete Scham sei er nicht mehr hingegangen. Der Chor sei bald darauf wegen des fortgeschrittenen Alters der anderen Mitglieder aufgelöst worden. Von einem anderen Patienten wusste ich, dass man gerade dabei war, hier in der Gegend einen „Landmänner-Chor“ zu gründen, wo es vor allem darum ging, Volkslieder zu singen und die Mundart zu pflegen. Ich sagte dem Sohn zu, einen Kontakt herzustellen.

Im Anschluss an diese Nacht sah ich Bauer Henningsen längere Zeit nicht mehr zur Behandlung. Nur zur Blutdruckkontrolle und für das gelegentliche Ausstellen eines neuen Rezeptes, bei mittlerweile nur noch leicht erhöhten Werten. Schmerzen beklagte er nicht mehr. Er kam dafür jetzt mit seiner Frau, die nun bei einem Neurologen in Behandlung war und hausärztlich von uns betreut wurde. Das Ehepaar hatte inzwischen auch einen Pflegedienst, der täglich kam. Die Situation schien sich insgesamt entspannt zu haben.

Ein knappes Jahr später bekam ich einen Anruf von Bauer Henningsens Sohn aus Münster. Eigentlich ging es nur um ein Rezept für die Mutter, aber nach kurzer Zeit sprudelte es aus ihm heraus: Er wolle sich bedanken. Der Vater sei seit geraumer Zeit wie ausgewechselt. Er sänge in der Männergruppe, spiele Skat, unter anderem mit dem Schulfreund, dem einst der Supermarkt in der Nachbarschaft gehört hatte. Sie kämen jetzt fast jedes Wochenende aus Münster zu „Vaddern“, die Situation der Mutter sei aus seiner Sicht unverändert, aber sie schiene ihm nicht unglücklich zu sein. Sein Ältester würde regelmäßig Trecker mit dem Opa fahren, auf dem Hof helfen. Er habe außerdem neulich den Wunsch geäußert, ebenfalls Landwirt zu werden und möglicherweise eines Tages den Hof zu übernehmen. Das sei zwar im Moment noch unrealistisch und weit in der Zukunft, aber es habe seinen Vater doch sehr gefreut.

Den Hof hätten sie inzwischen so bestellt, dass die Arbeit insgesamt zu schaffen sei, sofern der Vater stabil bliebe, wie es im Moment ja aussähe. Grundsätzlich sei die Landwirtschaft seiner Meinung nach für den Vater inzwischen eher ein Zeitvertreib, das würde er ihm aber so nicht sagen. Die Eltern kämen finanziell klar. Und das Beste sei, dass sich seine eigenen Söhne seit Kurzem politisch interessierten und lokal auch engagierten. Sie protestierten gegen die Vernichtung von Kulturland durch den Braunkohlebergbau im Süden ihrer Gegend, was den Opa überraschenderweise begeistere und schließlich inspiriert habe: Sein Vater würde neuerdings selbst mit dem Trecker zu Protestaktionen fahren – „zusammen mit den Grünen!"

Es sei wunderbar zu sehen, wie eine neue Generationenbrücke dabei war zu entstehen. Großvater und Enkelkinder agierten Hand in Hand. Das würde ihn selbst sehr glücklich machen. Auch er fühlte sich wieder mehr verbunden mit der Region, mit der „Erde" insgesamt, aber auch mit dem Boden, auf dem ihr Hof stünde. Das sei ja schließlich auch seine eigene Heimat. Er würde sich nun selbst mehr berufen fühlen, gegen den Verlust von Heimat etwas zu tun, sie alle hätten plötzlich das Gefühl, eine Aufgabe zu haben. Allerdings könne es immer noch sein, dass sie beruflich demnächst ins Ausland gingen, das sei noch nicht entschieden. Die Kinder würden dann wohl mitkommen, was für den Vater sicher sehr hart wäre. Vielleicht würde der ältere Sohn aber auch hierbleiben wollen – im Moment sei das alles noch unklar. Insgesamt seien sie alle wieder enger zusammengerückt, und der Vater würde wieder mehr Sinn und Freude im Leben empfinden.

Ich habe im Laufe meines Lebens noch oft an Bauer Henningsen gedacht. Vor allem auch an dieses letzte Gespräch mit dem Sohn. Hätte ich Henningsen bei unserer ersten Begegnung – mit der Spritze in der Hand – gefragt, was ihm Sinn im Leben geben würde, ob das Thema überhaupt eine Rolle für ihn spielen würde, dann hätte er mit seinen fleischigen Händen sicher abgewunken, mich kopfschüttelnd angeguckt und eventuell für einen „von denen" gehalten oder gefragt, was das denn nun zu bedeuten habe. Möglicherweise hätte er festgestellt, dass ihm das alles nichts sagen würde, dass das einfach nicht sein Thema sei – ich solle ihm doch bitte jetzt die Spritze geben, deswegen sei er ja schließlich gekommen. Und überhaupt, für so etwas habe er keine Zeit. Denn er müsse zurück in den Stall.

Verbundenheit mit dem eigenen Körper: Der Body Scan

Der Body Scan ist eine Übung der Achtsamkeit, mit der Sie Ihre Aufmerksamkeit auf den gegenwärtigen Moment lenken und eine tiefere Verbindung zu Ihrem Körper herstellen. Indem Sie sich auf die physischen Empfindungen fokussieren, kann der Geist zur Ruhe kommen und eine tiefe Entspannung erfahren. Mit dieser Übung können Sie Stress abbauen, körperliche Verspannungen lösen, die Konzentration verbessern und das allgemeine Wohlbefinden steigern; „Burnout-Symptome“ oder gar Depressionen – begleitend – lindern. Mitunter kommt es auch zum Erleben tiefer Glücksgefühle.

Es handelt sich um eine Form der selbst angeleiteten Meditation, bei der Sie die Aufmerksamkeit bewusst durch Ihren Körper führen. Sie sind dabei angehalten, sich auf verschiedene Körperbereiche zu konzentrieren. Angefangen bei den Zehen bis hin zum Kopf lenken Sie Ihre Aufmerksamkeit auf die physischen Empfindungen, die Sie in jedem Bereich Ihres Körpers wahrnehmen, wie zum Beispiel ein Pulsieren, Wärme oder Kälte, Spannungen oder Schmerzen, die Berührung der Kleidung auf der Haut etc. Ziel der Übung ist es, ein bewusstes Körperbewusstsein zu entwickeln und eine tiefe Verbindung zum eigenen Körper herzustellen. Ein achtsamkeitsbasierter Body Scan läuft folgendermaßen ab:

- Finden Sie eine bequeme Position: Setzen Sie sich aufrecht auf einen Stuhl oder legen Sie sich auf eine Matte oder eine weiche Unterlage. Schließen Sie Ihre Augen oder senken Sie Ihren Blick.
- Machen Sie sich Ihren Atem bewusst: Spüren Sie, wie der Atem in Ihren Körper hinein- und hinausströmt. Beobachten Sie seinen natürlichen Rhythmus, ohne ihn zu verändern.
- Lenken Sie Ihre Aufmerksamkeit nun auf die Füße: Spüren Sie das Gewicht Ihrer Füße auf dem Boden oder die Berührung der Füße mit der Unterlage. Achten Sie auf die Empfindungen in Ihren Zehen, Fußsohlen und Fußrücken. Gibt es irgendwelche Spannungen, ein Kribbeln, oder spüren Sie Wärme? Seien Sie einfach nur achtsam, das heißt wirklich anwesend, und nehmen Sie wahr: offen und beobachtend, ohne zu bewerten.
- Bewegen Sie Ihre Aufmerksamkeit langsam weiter nach oben, wie bei einem imaginierten Scanner: Konzentrieren Sie sich auf Ihre Waden, Knie, Ober-

schenkel, Hüften und Ihr Becken. Beachten Sie jede Empfindung, die Sie in diesen Bereichen wahrnehmen, sei es Druck, Entspannung oder irgendeine andere Empfindung. Wieder gilt: Nur beobachten, alles annehmen, wie es ist, und das, was Sie spüren, auch wieder ziehen lassen.

- Lenken Sie Ihre Aufmerksamkeit jetzt auf den Rumpf: Spüren Sie, wie der Atem in den Bauchraum strömt, ihn wieder verlässt, wie sich Ihr Brustkorb dabei hebt und senkt. Was beobachten Sie in Ihrem Rücken und Ihrer Wirbelsäule, im Unter- und Oberbauch, den Flanken, zwischen den Schultern? Welche Empfindungen kommen aus dem Körperinneren? Was immer in Ihr Wahrnehmungs- oder Aufmerksamkeitsfenster gerät, ist willkommen.
- Gehen Sie nun vom Rumpf zu den Armen und Händen: Fühlen sich Ihre Arme leicht oder schwer an? Spüren Sie Verspannungen, Kribbeln oder andere Empfindungen? Konzentrieren Sie sich auch auf Ihre Hände und achten Sie auf das Gefühl in Ihren Fingern und Handflächen.
- Richten Sie Ihre Aufmerksamkeit nun auf den Nacken und den Kopf: Ist Ihr Nacken entspannt oder angespannt? Lassen Sie Ihre Aufmerksamkeit durch Ihren gesamten Kopfbereich wandern. Wie fühlen sich Ihr Gesicht, Ihre Kopfhaut und Ihre Stirn an?
- Weiten Sie Ihre Aufmerksamkeit als Nächstes auf Ihren gesamten Körper als Ganzes aus. Wie nehmen Sie das Zusammenspiel aller Körperteile und die Verbindung zum Boden oder zur Unterlage wahr? Spüren Sie das Heben und Senken, Weiten und Zusammenziehen einzelner Körperbereiche im Kontext des Atmens? Verweilen Sie einen Moment in diesem achtsamen Gewahrsein Ihres Körpers als Ganzes.
- Beenden Sie schließlich den Body Scan, indem Sie ein paar tiefe Atemzüge nehmen und langsam die Augen öffnen, sofern sie geschlossen waren. Spüren Sie noch einen Moment nach, wie es sich anfühlt, achtsam mit Ihrem Körper verbunden zu sein.

Dreidimensionalität: Woraus sich Gesundheit bisher zusammensetzt

Ich bin in einem Mediziner-Haushalt aufgewachsen. Bürgerlich, relativ behütet und weitgehend sorglos. Nicht alles war leicht, aber unterm Strich passte es gut. Mein Vater war früher Leiter des Bremer Hafengesundheitsamtes, davor Direktor eines kleineren städtischen Krankenhauses. Meine Mutter hatte wegen der Kinder ihr eigenes Medizinstudium abgebrochen, aber später unter anderem als Laborantin gearbeitet. Medizin spielte also bei uns zu Hause eine prägende Rolle.

Als Heranwachsender war für mich immer klar, dass ich auf *keinen* Fall Arzt werden wollte. Ich liebte meine Eltern, und mir war auch nicht entgangen, dass mein Vater großen Respekt genoss, nicht nur seitens seiner Patientinnen und Patienten, sondern auch unter der Kollegenschaft und den hansestädtischen Gesundheitspolitikern. Er war eine Respektperson im wahrsten Sinn des Wortes: schlicht überzeugend durch seine menschliche Präsenz – positiv und ernsthaft zugleich. Nie etwa habe ich meinen Vater ungerecht oder außer sich erlebt. Stattdessen zeigte er sich stets abwägend, verständig und sachlich gewinnend. Aber er war in meinen Augen auch aus der Zeit gefallen, Anfang der 1920er-Jahre geboren – wir teilten wenig in unseren Alltagswelten. Meine Eltern repräsentierten für mich eine vergangene Zeit. Deshalb wehrte ich mich mit Händen und Füßen allein schon gegen die Vorstellung, in die Fußstapfen meines Vaters zu treten und mich ebenfalls an der Medizin zu orientieren. Das schien mir zu bequem, zu einfach und zu uninspiriert. Ich mochte nicht gedankenlos einem vermeintlich ausgetretenen Pfad folgen. Für meinen eigenen Beruf stellte ich mir etwas anderes vor, auch wenn ich nicht genau wusste, was. Als inneres Verbotsschild hatte ich lediglich vor Augen: Auf keinen Fall dürfte meine Visitenkarte später genauso lauten wie die meines Vaters, lediglich mit einem anderen Vornamen.

Erschwerend kam hinzu, dass ich schon als Heranwachsender nicht mit allem einverstanden war, was ich zu Hause über die Medizin lernte. Ich hatte immer das Gefühl, dass etwas fehlte, ohne genauer sagen zu können, was dies war. Außerdem bezahlte mein Vater einen hohen gesundheitlichen Preis. Wir litten alle mit ihm, wenn er überlastet und übermüdet von nächtlichen Diensten und Wochenendarbeit und gebeugt vom Druck der immensen Verantwortung nach Hause kam. Irgendetwas passte nicht, Anspruch und Wirklichkeit der Medizin schienen nicht vollständig übereinzustimmen. Und überhaupt: Das ganze Gesundheitswesen erschien mir sehr steif und konservativ, nicht mehr zeitgemäß. Ich konnte es bei meinem Vater täglich sehen. Das war nicht meine Welt.

Kurz vor Ende meiner Schulzeit machten sich meine Eltern dafür stark, dass ich eine Berufsberatung beim Arbeitsamt bekam. Ich hatte nichts dagegen. Hauptsache, ich würde mich selbst überzeugen können, nicht Arzt werden zu müssen, Mediziner aus reiner Fantasielosigkeit. Für mich stand sowieso fest: Ich wollte Musiker werden. Einen Großteil meiner Jugend galt mein größtes Interesse der Musik. Ich spielte unter anderem Trompete sowie Klavier und hatte bereits einen Studienplatz in diesem Bereich in Aussicht.

Es wurde ein psychologisches Gutachten erstellt, meine Mutter fuhr sogar mit mir nach Bonn, um einen offiziellen Intelligenztest bei einem empfohlenen Experten zu machen, damit ich besser wüsste, wo meine Stärken oder Schwächen lägen.

Von klein auf übte der Mensch eine gewisse Faszination auf mich aus. Das lag sicher auch daran, dass die Medizin bei uns zu Hause immer mit am Tisch saß. Die Praxis meines Vaters, die er zu seinem Klinikalltag noch betrieb, befand sich bei uns im Haus. Unsere Diele war am Spätnachmittag gleichzeitig Wartezimmer. Um die Privaträume und den Wartebereich für die Patientinnen und Patienten zu separieren, wurde ein Vorhang vorgezogen. Dennoch atmete ich schon als Junge die Gerüche der Medizin: von den Medikamenten bis zu den Desinfektionsmitteln. All das war mir so vertraut, wie selbstverständlich. Hinzukam, dass der besagte IQ-Test unter anderem die Empfehlung enthielt, einen abstrakten Berufsweg einzuschlagen und beispielsweise Naturwissenschaft sowie Geisteswissenschaft zu kombinieren. Von Musik stand da nichts.

Aus all diesen Gründen ließ mich der Gedanke an die Medizin, auch wenn ich es mir nicht so recht eingestehen wollte, irgendwie nicht los. Also beschloss ich eine Radikalkur zu machen. Um mir ein für alle Mal die Idee auszutreiben, wollte ich dorthin gehen, wo ich, ohne es genauer zu wissen, die Medizin als besonders schwierig oder gar abschreckend vermutete – in die Krebsheilkunde, die Onkologie. Ich würde zunächst als Zivildienstleistender und später dann als Pflegehelfer im Krankenhaus arbeiten und dort dann schon sehen, dass der Beruf des Arztes nichts für mich war.

IST MEDIZIN „SINNLOS"?

Sechs Uhr morgens. Mein erster Arbeitstag in der Pflege im Krankenhaus. In einem christlichen Haus in Bremen, meiner Geburtsstadt. Wir befinden uns in den 1980er-Jahren. Ich öffne die Tür zu einem Sechsbettzimmer, schalte das Licht ein, schiebe meinen Wagen mit frischer Bettwäsche und Waschutensilien in den Raum und schließe die Tür hinter mir.

„Guten Morgen, zusammen!"

Sechs müde Augenpaare schauen mich an: Frauen ohne Haare, infolge aggressiver Chemotherapien. Sie befinden sich im Alter zwischen 40 und 70 Jahren, jäh geweckt durch mein rüdes Eintreten und das grelle Licht. Welcher Träume, Gedanken und Welten ich sie wohl gerade entrissen habe?

„Waschen", lautet die nüchterne Ansage. Die Mehrzahl der Patientinnen kann nicht mehr aufstehen und muss im Bett versorgt werden. Und so beginnt unser Tag gemeinsam.

Zwei Jahre blieb ich auf der Station 4a. Sie wurde mir ein Zuhause, aber auch Ort meiner größten existenziellen Fragen und vieler Antworten, die mich in meiner Arbeit bis heute tragen.

Frisch von der Schule, noch grün hinter den Ohren, hatte ich das Leben, das ich als Pflegehelfer im Krankenhaus erlebte, bisher nur von außen gesehen. Im Grunde genommen kannte ich es bis dato gar nicht: Da wurde beispielsweise viel gestorben, manchmal, man glaubt es kaum, im Minutentakt. Den Tod hatte ich bis dahin nur unmittelbar kennengelernt, als mein geliebter Großvater starb.

Damals gab es einen Engpass in der Pflege. (Und ewig grüßt das Murmeltier!) Unsere Station war häufig völlig überlastet, es gab nicht genügend Stationsbetten für den großen Bedarf. Manchmal mussten die Patientinnen und Patienten hinter Spanischen Wänden auf dem Stationsflur „geparkt" werden. Der eine oder die andere fand sich mit dem Bett im Aufenthaltsraum der Station wieder, zu Weihnachten auch schon einmal „unter dem Tannenbaum". An all diesen Orten konnte es passieren, dass die Menschen ihren letzten Atemzug taten. Nicht selten verließen sie dabei diese Welt, ohne dass jemand bei ihnen war, ihnen in diesem Moment die Hand hielt.

Im Anschluss war es oft meine Aufgabe, die Verstorbenen in einen Untersuchungsraum zu schieben, wo ich sie frisch machte und wir aus formalen Gründen die obligatorischen Stunden warten mussten, bis die Totenstarre eintrat. Ich präparierte den Kopf des Toten mit Verbandsmaterial, damit nicht etwa das Kinn herunterklappte, klebte die Augenlider ab und drapierte die Hände. Danach rief ich den Stationsarzt, der den Tod protokollarisch feststellte. Im Anschluss brachte ich den Verstorbenen in die Kühlkammer im Keller des Krankenhauses. Häufig war das die letzte Tätigkeit am Ende meiner Schicht. Nicht selten passierte dieser Transfer in der frühen Nacht. Es war jedes Mal ein wahrlich gespenstischer Vorgang, die vielen Fächer in der Leichenhalle nach einem freien Ort für „meinen" Fall abzusuchen. Dazu musste ich die verschiedenen Schubladen aufziehen, als Erstes immer die weißen Füße der Verstorbenen im Blick, ein Namensschild baumelte am großen Zeh.

Diese Arbeit als Pfleger stürzte mich in eine Krise. Eine echte, tiefe Sinnkrise. Sollte ich mich mit dem Tod einfach so abfinden? Wie konnte man sich damit arrangieren? Und würde ein Arrangieren überhaupt ausreichen? Oder würde ich einen Weg finden, den Tod in meine eigene Auffassung von der Welt, in meine Lebenswelt, irgendwie zu integrieren? Je länger ich auf Station 4a blieb, desto öfter sah ich mich selbst dort liegen, fürchtete, dass das Leben bis zu meinem eigenen Tod, das Leben an sich, sinnlos sein könnte. Wozu das alles? Wenn doch alles irgendwann vorbei sein würde, einfach so, und nichts blieb? Wofür lohnte sich ein Leben, wofür sollte man sich morgens aufrappeln, engagieren, all die Herausforderungen meistern, wenn sich doch am Ende alles und auch oft noch viel zu schnell in Schall und Rauch auflöste?

Auf all diese Fragen, die mich plagten, musste ich eine Antwort finden, um die Entscheidung für oder gegen die Medizin zu treffen. Es gab kein Entkommen. Sonst würde das Leben keinen Sinn machen, nicht mehr lebenswert sein, nicht für mich. Damals – lange vor meinen ersten Schritten in Hirnforschung und Neurowissenschaft – wurde mir intuitiv klar, dass das Gehirn, der Geist, Mind, wie es im angloamerikanischen Sprachraum heißt, nicht nur das „Kommando" führte, sondern dass jegliches Erleben, jedes Tun, jede Erfahrung, jeder Gedanke, aber auch jedes Gefühl, eine Entsprechung im Gehirn haben müsste. In meiner laienhaften Vorstellung, da war ich sicher, musste es immer ein solches Korrelat geben, das vielleicht auch für die Medizin relevant war.

Ohne eine spezifische Gehirnaktivität oder ein typisches hirneigenes Aktivierungsmuster konnte es keine sichtbare Handlung, keinen Gedanken, kein Gefühl geben – da war ich mir mit meinem naiven Verstand sicher, auch wenn ich es noch nicht belegen konnte. Und wenn ich richtiglag, wäre das zentrale Nervensystem demnach immer entweder „Auftraggeber" oder „Abbild" der eigenen, individuellen Realität und Erfahrungswelt; in jedem Fall die „Schaltzentrale“. Dabei konnte ich in Ermangelung der entsprechenden Fachkenntnisse natürlich nicht sagen, was hier jeweils Henne und was Ei war, was also zuerst kam. Ich wusste auch nicht, ob es zwingend einen kausalen Zusammenhang geben müsste zwischen Hirnaktivität einerseits und sichtbarem Verhalten oder einer körperlichen Reaktion eines Menschen andererseits. Aber in einem war ich mir sicher, wenngleich noch nicht nachweislich: Im Gehirn, im Denken und Fühlen lagen ein Potenzial und eine Ressource verborgen, die auch für die Medizin bedeutend sein könnten.

Der Forschungsdrang war in mir erwacht.

Ich las Essays und Bücher über Geist und Gehirn, malte Skizzen, entwarf Schaubilder, schrieb Tagebuch. Ich verhedderte mich, sinnierte und schaute in die Wolken. Nach und nach wurde alles immer klarer und auch einfacher, schließlich fühlte ich es ganz deutlich: Dieser Geist, das Bewusstsein, das mich da beschäftigte, war keinesfalls mit dem Intellekt oder einer rational-kognitiven Klugheit zu verwechseln. Er war auch nicht nur von außen, aus der Perspektive einer unbeteiligten dritten Person, etwa von einem Arzt oder einer Ärztin, zu ergründen. Das Thema schien mir tiefer, archaischer, direkter und intuitiver. Es musste eine Art „Ur-Grund“ geben. Etwas, aus dem wir kommen, das uns trägt, und wohin wir gehen. Wir Menschen konnten das in uns finden, möglicherweise. Wenn wir nach Antworten in uns selbst forschten, die Antworten erlebten. Irgendwie so.

Monatelang zermarterte ich mir das Gehirn und führte diskursive Gespräche, mit mir selbst und vielen anderen. Ich meditierte, obwohl ich erst Jahre später realisierte, dass dem so war. Auf Station 4a beobachtete ich außerdem eine Schwester, die ich sehr mochte, wie sie ihre Schicht mit beneidenswerter Fröhlichkeit machte. Sie war immer genau dort, wo es mir dunkel, schwierig und untröstlich erschien. Sie lachte dabei, sang und war stets ein Sonnenschein. Wie war das nur möglich? Manchmal lud sie mich zu sich nach Hause zum Mittagessen ein, vor oder nach einer Schicht, je nach Dienstplan, denn sie wohnte in der Nachbarschaft des Krankenhauses. Da stellte ich fest, dass ihr Leben alles andere als leicht war und sie das Schwierige keinesfalls verdrängte. Sie wusste genau, was sie tat, und wurde mir ein großes Vorbild. Es gab also einen Weg, ich wusste nur noch nicht, wie ich dahin kommen würde.

DAS LEBEN IST SUBJEKTIV

Die Hoffnung stirbt zuletzt, sagte ich mir damals. Und dann passierte es, inmitten des Medizinbetriebes, wo das Menschliche kaum einen Platz zu haben schien. Wo ärztliche Visiten manchmal kolonnengleich in die Zimmer eindrangen und die Patienten und Patientinnen der Reihe nach „abarbeiteten". Wo ich sogar einmal erlebte, wie eine Patientin während der Visite verstarb, als die Stationsärzte gerade zusammen mit dem Oberarzt die Köpfe über ihrer Kurve zusammensteckten und ich sie auf den Zustand der Patientin erst aufmerksam machen musste. Wo ich als Pflegehelfer so viel mehr als die Ärzte über die Patienten zu wissen schien, weil man mir gerade eben noch, vielleicht unter Tränen, von der Familie, den Plänen, der Hoffnung – und auch der Hoffnungslosigkeit – erzählt hatte. Diese Stimmen verstummten in dem Moment, als die Medizin „anrauschte", und setzten erst wieder ein, als die Ärzteschaft weg war. Inmitten all des Leids erfuhr ich eine fast wundersame Umkehr aus meiner Krise. In meiner Erinnerung war es damals ein grauer Wintertag. Die Antwort, die ich während der Arbeit im Krankenhaus immer gesucht hatte, lag auf einmal auf der Hand.

Der Sinn des Lebens war das Leben an sich. Das Sinnliche im Leben. Das Menschliche. Die Begegnungen, Berührungen, auch die Natur. Der Sinn war schlicht, dass man da war, Anteil nehmen konnte. Über alles andere ließ sich rätseln, über ein Leben nach dem Tod spekulieren, ob es eine Richtung gäbe, einen Gott, all diese Dinge. Doch letztlich blieb alles vage, wirklich definitive Antworten konnte einem keiner geben, auch man selbst nicht. Aber das eine, das wusste ich an jenem Tag glasklar, fühlte es mit meinem ganzen Körper: Das Jetzt, dieser eine Moment, das Leben als solches, das hier, das ist real! Und es genügt. Mehr noch: Es ist alles, was man haben kann. Mehr geht nicht!

Plötzlich sah ich es: Das Subjektive ist es. Das volle Leben, der ganze Klang, der bei jedem anders ist. Und dass wir all das erleben und erfahren können. Auch den Unterschied zwischen den Menschen, der nicht immer offensichtlich ist. Die Zwischentöne, die Pausen, das Unausgesprochene und Unaussprechliche – das alles macht uns als Menschen erst komplett und einzigartig, lässt uns voreinander staunend innehalten und jeden medizinischen Fall anders sein. Es ist die individuelle Lebensgeschichte, die eine Person ausmacht – und die ist ein ganzes Orchesterwerk. Was für ein Geschenk! Und ich durfte teilhaben. Es gab nun so viel zu erleben. Das Leben erwartete mich, es wollte gelebt werden. Auch von mir. Ich war glücklich. Fast ekstatisch.

Dieser eine Aha-Moment wirkt bis heute. Natürlich sind im Verlauf weitere Antworten und auch neue Fragen hinzugekommen. Darüber sprechen wir noch. Vor allem aber gab mir jene Zeit in den 1980er-Jahren den Anstoß, ganz anders auf das Leben zu schauen und mich bis heute reich und beschenkt zu fühlen. Und sie festigte den Entschluss, doch Arzt werden zu wollen – und das mit Begeisterung.

Damals begriff ich, dass die persönliche Geschichte eines Menschen – jenseits der Notwendigkeit, medizinische Standards zu definieren und die bestmögliche Behandlung nach objektiven Kriterien auszuwählen – den individuellen Unterschied in der Krankheitsbewältigung, also in der Art und Weise, wie Patientinnen und Patienten mit den damit einhergehenden Herausforderungen umgehen, ausmacht. Möglicherweise hatten solche subjektiven Facetten auch einen Einfluss auf den eigentlichen Krankheitsverlauf, vielleicht sogar auf den Heilungsprozess. War die Resilienz – Widerstandskräfte und Gesundheitsschutzfaktoren – vielleicht von der Persönlichkeit bestimmt? Konnte man sie eventuell trainieren? Konnte man von Menschen, die besonders resilient erschienen, etwas lernen? Und wäre das dann für die Medizin nicht hochrelevant? Sollte sie sich dafür mehr interessieren?

All diese Fragen, die mich umtrieben, führten dazu, dass ich mich schließlich für das Studium der Humanmedizin in Göttingen einschrieb. Wie ein Phönix kam ich aus der Asche mit der Gewissheit: Ja, ich will Medizin studieren, um genau dort zu sein, wo man so intim und vertraut mit Menschen interagieren kann, wie es das sonst allenfalls in einer Ehe oder Partnerschaft gibt. Wenn überhaupt. Ich wollte das finden, was ich als Jugendlicher im Gesundheitswesen, in dem mein Vater arbeitete, vermisst hatte. Die Medizin war für mich das Eintrittsticket, um direkt an den Kern des Menschseins zu kommen.

Diese damaligen Beobachtungen zur Kraft des Mentalen oder des Subjektiven wurden später in meinen Arbeiten und Forschungen zunehmend bestimmend und schließlich unter anderem als sogenanntes „Zufriedenheitsparadoxon“ prägend: Mit diesem Begriff ist die erstaunliche Fähigkeit eines gesunden Geistes (lat.: mens sana) gemeint, selbst in schwierigsten Situationen dennoch subjektiv positiv zu bleiben. Trotzdem „Ja“ sagen zu können, auch wenn objektiv betrachtet alles dagegenspricht. Sich trotzdem ganz und zufrieden zu fühlen, so unwahrscheinlich und paradox einen das auch in der jeweiligen Lebenssituation erscheinen mag. Diese Fähigkeit scheint sehr individuell zu sein. Sie findet sich allerdings nicht in den Krankenakten mit den objektiven Befunden der ärztlichen Kolleginnen und Kollegen. Diese Kompetenz hat etwas mit dem Leben zu tun, vielleicht auch mit Weisheit, vor allem aber mit dem Geist und dem Bewusstsein.

WARUM HAT DER MENSCH EIGENTLICH EIN GEHIRN?

Vom ersten Tag meines Medizinstudiums war ich im Siebten Himmel, vor allem wegen der Gelegenheit, endlich zum vermeintlichen Kern all meiner Fragen vorzudringen: Die Möglichkeit zu erhalten, das Handwerk zu erlernen, und geeignete Instrumente zu erhalten, um später so nahe wie möglich an den Menschen heranzukommen, ans „Objekt" meines Interesses. Denn eines war mir seit jener Zeit als Pflegehelfer völlig klar: Es ist ein Privileg, als Arzt dem Menschen und seinen Bedürfnissen so „nackt" – direkt und unverstellt, objektiv eben – begegnen zu dürfen. Ich wollte diese Chance optimal nutzen, das Rüstzeug dafür so gut wie irgend möglich erlernen. Ich wollte in den Maschinenraum der modernen Medizin gehen und möglichst alles verstehen: Die objektiven Erkenntnisse der Medizin, das ganze Wissen, die „Weisheit" der westlichen Heilkunde. Physik, Chemie, Biologie, Biochemie, klinische Chemie, Pharmakologie, Mikrobiologie – insbesondere die naturwissenschaftlichen Grundlagenfächer hatten es mir angetan. Und immer wieder der Körper, die Anatomie. Was für ein faszinierendes Wunderwerk!

Zu jener Zeit war die Medizin noch sehr körperlich. Die sogenannten „Psycho-Fächer" gab es zwar im Curriculum, sie galten aber allenfalls als „exotisch". Medizin war Handwerk, auch Reparaturbetrieb („Arbeit am Objekt"), in dem Sinne eher linear und zweidimensional. Man näherte sich dem Menschen von außen, beobachtend, suchte nach Standards und bemühte sich, den „individuellen Faktor", wie etwa beim Placebo-Effekt, den man mehrheitlich noch als statistischen Fehler oder schlichtes Ärgernis ansah, bestmöglich einzugrenzen oder kleinzuhalten. Mir erschien die Medizin hier zu wenig komplex. Die einzige Ausnahme bildete aus meiner Sicht die Nervenheilkunde als Arm der Neurowissenschaft. Die sogenannte „sprechende Medizin" jedoch führte damals nur ein Randdasein. Die Kommunikation zwischen Arzt und Patient wurde noch weitgehend belächelt oder als Anhängsel angesehen und im Gesundheitssystem auch dementsprechend niedrig bezahlt. Das allerdings erfuhr ich erst viele Jahre später.

Auch wenn meine Begeisterung für den naturwissenschaftlichen Teil meines Studiums recht lange anhielt, ging mir so ganz allmählich auf, dass meine ursprüngliche Suche nach dem Sinn nicht vollständig befriedigt werden würde und dass sie noch nicht zu Ende war. Die Begrenztheit der Medizin, wie ich sie zunehmend empfand, begann mich schleichend zu frustrieren. Ich fing an, vermehrt außerhalb der Medizin nach dem Glück zu suchen, war wieder mehr als Musiker aktiv, begann regelmäßig zu meditieren, unternahm erste Reisen nach Asien, las viel. Ich ging tanzen, fast jeden Abend, bis in den frühen Morgen hinein. Und ich half mit, für Medizinstudierende (mich eingeschlossen) Zusatzveranstaltungen zu organisieren, die über Naturheilkunde und Komplementärmedizin noch hinausgingen, um eine ganzheitlichere und vollständigere Sicht auf die Medizin zu etablieren oder zumindest weiterzuentwickeln.

Zu jener Zeit begegnete ich Dietrich Meyer: Er war Leiter der Göttinger Neuroanatomie und wurde mein erster „Hirn-Professor". Dietrich – „Didi" – Meyer war skurril, in jedem Fall anders als die vielen anderen von mir ebenfalls geschätzten Lehrerinnen und Lehrer. Didi, der gerne nach Vorlesungen mit uns noch in die Kneipe ging, beeindruckte mich. Er bot eine Vorlesungsreihe an, wo es um Dinge wie Fantasie und unerklärliche Phänomene in der Medizin ging, um sein persönliches Verständnis von Gesundheit und die Frage, warum der Mensch überhaupt ein Hirn hat und wozu er es braucht oder gebrauchen könnte. All die Themen wurden in den spätabendlichen Vorlesungen im anatomischen Institut behandelt. Hier hörte ich zum ersten Mal vom Belohnungssystem des Gehirns, vom limbischen System und seiner Verbindung zum Glück. Didi, der leider nur wenige Jahre später mit kaum 50 Jahren verstarb, erschien im Hawaiihemd zur Vorlesung, mit kurzen Hosen und Sandalen, auch im Winter. Wir waren nur ein kleiner Haufen von interessierten Studentinnen und Studenten, denn diese Vorlesungsreihe war freiwillig. Aber ich verpasste keinen einzigen Termin. Unser Hirn-Professor war ein „Alt-68er", dabei ganz offensichtlich dem Lustvollen und direkt Belohnenden nicht abgeneigt: Sein Kaffeebecher, den er stets bei sich trug, war sicher nicht nur mit Kaffee allein gefüllt. Er rauchte, trank und aß gern, wie ich im Anschluss an die Vorlesung jeweils beobachten konnte, er hatte Übergewicht und Atemprobleme. Doch irgendwie traf der Freigeist Didi Meyer meinen Geist.

Damals wohnte ich im letzten besetzten Haus der Stadt Göttingen, in einer Groß-WG. Es gab keine abschließbaren Türen, auch nicht in den Badezimmern, nicht einmal die Haustür ließ sich verriegeln. Man konnte jederzeit problemlos eintreten und teilte praktisch alles miteinander. Mein Mindset damals resonierte stark mit den Ideen von Didi Meyer: Etwa, dass der Mensch weit mehr als eine Maschine und das Gehirn der zentrale Ort für unser Dasein sei. Dass das Subjektive, zu verorten ebenfalls im Gehirn, der Geist und auch die Seele, uns nicht nur charakterisierten, sondern biologisch einen enormen Evolutionsvorteil brachten.

Zum ersten Mal fand ich eine deutlich bessere Erklärung für die psychologische Dimension des Menschen und seiner Gesundheit. Diese Erweiterung des rein körperlichen Ansatzes brachte mich in einem Sprung voran. Doch noch immer blieb die große Frage nach dem Sinn – nun stärker allerdings in einem human- beziehungsweise neurobiologischen Kontext. Ich hatte ja schon erste vage Antworten während meiner Zeit auf Station 4a des Bremer Krankenhauses gesammelt. Inwieweit diese und neue Fragen in der Medizin bedeutsam sein könnten – zumindest für mich –, oder wo ich sonst mehr erfahren könnte, war mir allerdings noch nicht klar. Zu sehr hingen meine Erkenntnisse noch an einzelnen Personen oder Zufallsfunden.

Also zog es mich erneut nach Asien. Ich nahm mir zum zweiten Mal eine längere Auszeit, auch weil ich mir noch einmal Klarheit über das Medizinstudium insgesamt verschaffen wollte. War dies tatsächlich der richtige Weg für mich? Das wollte ich aktiv hinterfragen und war sogar bereit, es zu beenden, wenn ich „woanders" fündig werden würde. Etwa in der Musik? Oder in beidem, der Musik und der Medizin?

DAS BEWUSSTSEIN ERWEITERN

Erneut verbrachte ich mehrere Monate fernab der Heimat. Nachdem ich einige Jahre zuvor schon in China gewesen war, zog es mich diesmal nach Malaysia. Dort arbeitete ich im Krankenhaus auf der Insel Penang. Für diese tropenmedizinischen Studien war ich in Göttingen extra offiziell beurlaubt worden. Vor Ort begann ich zudem, meine Kenntnisse zur Meditation und zum Buddhismus weiter in Theorie und Praxis zu vertiefen und meine Fähigkeiten und Erfahrungen in der Traditionellen Chinesischen Medizin (TCM) auszuweiten. Nach der Arbeit verbrachte ich fast jeden Spätnachmittag in einer TCM-Praxis bei einem chinesischen Arzt. Die Macht der Akupunkturnadel wurde mir mehr als deutlich, als mir der fast väterliche Kollege erklärte und Bilder dazu zeigte, wie er einst in Australien offene Operationen, beispielsweise an der Schilddrüse, lediglich unter einer „Narkose" mittels Akupunktur begleitet hatte. Dieser TCM-Arzt hatte zudem auch westliche Medizin in Australien studiert und dort eine Zeit lang als Anästhesist gearbeitet.

Meinen Aufenthalt in Malaysia nutzte ich zudem, um einige buddhistische Tempel zu besuchen. In der Nähe, wo ich wohnte, gab es Kloster und dort einen Mönch, einen Amerikaner, der seine Heimat für den Buddhismus verlassen hatte und mich in den buddhistischen Traditionen der Achtsamkeit und Meditation unterwies. Eines Tages drückte er mir ein paar Kassetten in die Hand und sagte: „Im Westen gibt es jemanden, der Meditation und Medizin zusammenbringt. Er heißt Jon Kabat-Zinn. Hör da mal ein."

Das tat ich und stellte erstaunt fest, dass sich dieser Mann, ein Professor an der University of Massachusetts Medical School, damit beschäftigte, wie Meditation Menschen dabei helfen konnte, günstiger mit Stress, Ängsten und Krankheiten umzugehen. Ich hörte seine Kassetten rauf und runter. Das war 1994. Einige Jahre später traf ich Jon das erste Mal persönlich, viele weitere Zusammenkünfte folgten, sie veränderten mein Leben. Alles, was ich damals in Asien lernte und erlebte, schien mir die Lücke, die ich in der klassischen Medizin sah, ein Stück mehr zu schließen.

Zurück in Deutschland beschloss ich, weiter Medizin zu studieren und eine Doktorarbeit zu schreiben. Bis dahin hatte ich davon Abstand genommen, in erster Linie, weil ich mich überhaupt nicht damit anfreunden konnte, „dass man das so macht". Will sagen: dass ein Doktortitel zum Arztberuf dazugehören sollte. Wenn schon promovieren, dachte ich immer, dann nur zu einem Thema, das ich mir selbst suchen und auch für mich persönlich einen erkenntnistheoretischen Mehrwert in Aussicht stellen würde. Keinesfalls jedoch, um einfach nur einen Haken an einen Punkt auf meinem Lebenslauf zu setzen, und vielleicht auch noch unter der Prämisse, den Weg des geringsten Widerstandes zu gehen. Ich wollte nicht einfach ein Namensschild oder eine Vorgangsnummer sein. Ich wollte auch nicht etwas nachbeten, das es schon gab und wissenschaftlich kaum interessant schien, vielleicht nur eine Fleißarbeit war. Mein Ziel war es, meinen eigenen Platz, meine eigene Rolle in der Medizin zu finden, auch für mich ganz persönlich. Mit und ohne „Doktor".

Aber jetzt wollte ich nicht mehr auf den Zufall bauen, sondern die Dinge selbst in die Hand nehmen. In meiner dann von mir ersonnenen medizinischen beziehungsweise mikrobiologischen Doktorarbeit ging ich der Frage nach, ob es vielleicht schon auf Zellkernebene, im Erbgut beziehungsweise in den Chromosomen, Mechanismen von Selbstregulation und zellulärer Gesundheitserzeugung gäbe. War es denkbar und nachweisbar, dass Zellen auf ihre eigene DNA direkten Einfluss nehmen konnten, um sich auch genetisch proaktiv in ihre Umwelt einzupassen?

Bisher hatte man nur nachweisen können, dass einfache Zellen „passiv" mutieren und sich daraus gegebenenfalls über eine Auslese ein evolutionärer Vorteil ergibt. Evolution passiert durch Mutation und Selektion, wie Charles Darwin herausfand. Mich interessierte jedoch, was passieren würde, wenn man Zellen unter Druck setzte. Würden sie im Stress passiv bleiben oder aktiv mit ihrem Bauplan „herumspielen", etwa die Mutationsrate selbst erhöhen, Veränderungen im Erbgut aktiv herbeiführen, als wenn eine gewisse „Fantasie" im Spiel wäre?

Das würde zugleich bedeuten, dass die biologische Evolution konsequenterweise nicht nur eine Frage von passiver Mutation und Selektion wäre, sondern auch kreative Anteile besäße. Und diese Erkenntnis wäre neu. Außerdem wollte ich prüfen, ob derartige Veränderungen eines Genoms – ausgelöst etwa durch Stress, sofern ich das nachweisen könnte – auch an unbeteiligte Schwesterzellen weitergegeben werden würden und ob jenes vermutete Phänomen möglicherweise auch kooperative Anteile besaß.

Von da an verbrachte ich neben dem Studium einen großen Teil meiner Zeit im Labor. Ich plante ein mehrjähriges Experiment der zellulären Gesundheitsforschung und führte es schließlich selbstständig durch. Meine Zellkulturen erforderten, dass ich jeden zweiten Tag – Woche für Woche, Monat für Monat, und unabhängig davon, ob es gerade Weihnachten, Ostern oder Urlaubssaison war – im Labor auftauchte. Die Ergebnisse waren mehr als befriedigend: Ich wurde fündig. Was für ein Auftrieb!

Da mein Vater fast zeitgleich mit dem Beginn meines Medizinstudiums pensioniert worden war, musste ich mein Medizinstudium finanziell mitunterstützen. Zumal es auch so aussah, als würde meine aufwendige Doktorarbeit eine längere Studienzeit beanspruchen. Die Arbeit im Labor erfolgte ohne Vertrag oder rechtliche Basis und Geld bekam ich dafür auch nicht. Also verdiente ich ein Zubrot über sogenannte „Muggen", musikalische Gelegenheitsgeschäfte, sowie mit sporadischen pflegerischen Tätigkeiten als „Extrawache" im Krankenhaus. Weil das als Einkommen aber nicht ausreichte, bewarb ich mich zusätzlich als Arzthelfer in einer Göttinger Hausarztpraxis und hatte Glück. Die dortige Ärztin nahm mich in ihr Team auf, und ich wurde zum festen Bestandteil einer allgemeinmedizinischen Praxis, wo ich vorne am Tresen für alles rund um die Organisation des Praxismanagements und des Patientenflows zuständig war. Dazu kam die Abrechnung und Einführung eines Computers und eines digitalen Praxisverwaltungssystems. Es waren die 1990er-Jahre!

Bei der Arbeit in der Praxis nahm ich eines immer deutlicher wahr: Viele Patientinnen und Patienten kamen zu uns, wie sie beispielsweise zum Einkaufen oder zum Haareschneiden gingen, das heißt mit einer gewissen Selbstverständlichkeit und Regelmäßigkeit. Manchmal konnte ich mit fast 100-prozentiger Sicherheit vorhersagen, wer an welchem Tag und zu welcher Zeit zu uns kommen würde. Die Praxis war, im positiven Sinne, eine echte „Drehtür" für die Menschen geworden, ein sozialer Ort: Es ging nicht nur um Krankheit beziehungsweise Gesundheit, sondern auch um Teilhabe, das persönliche Gespräch oder einfach ein verlässliches Zusammentreffen, fast wie bei einer erweiterten Familie. Die Praxis – das ganze Team – war übrigens auch für mich wie eine Art Familienersatz. Ein echtes soziales Unterstützungssystem.

GESUNDHEIT IST NICHT NUR EINE ÄRZTLICHE ENTSCHEIDUNG

In dieser Zeit verstand ich mit absoluter Gewissheit, dass die Medizin nicht nur den Körper behandelte, sondern dass es auch um das Mentale, die Psyche, und das Soziale ging. Dies überhaupt betonen zu müssen, mag aus heutiger Sicht komisch klingen. Aber damals war die Erkenntnis, dass die Medizin mindestens dreidimensional ist, alles andere als selbstverständlich.

Allerdings betrachtete die somatische Medizin, und das gilt noch heute, die Psyche vor allem in Bezug auf messbare und quantifizierbare Veränderungen ebenso wie auf entsprechende Symptome und Krankheiten, etwa bei Depressionen, Ängsten und Suchterkrankungen. Grenzphänomene wie manische oder hypomanische Zustände, bipolare Störungen, Schizophrenien, Psychosen und auch Borderline-Störungen werden häufig in der Psychiatrie behandelt und oft biologisch oder pharmakologisch betrachtet. Primär psychotherapeutisch zu arbeiten ist in der Medizin noch immer relativ unterrepräsentiert.

Lassen Sie mich das noch einmal in aller Deutlichkeit sagen: Gesundheit in der Medizin ist dreidimensional. Wir Medizinerinnen und Mediziner schauen auf den Körper, das Mentale und das Soziale, hier vor allem auf gesellschaftliche Teilhabe, auf Bildung und Einkommen. Alle drei Dimensionen bilden das „bio-psycho-soziale Modell" der Gesundheit und zusammen gelten sie als Normalzustand: Gemäß der medizinischen Definition von Gesundheit ist das ein Zustand, bei dem alle wesentlichen Parameter im Normbereich sind. Doch wer bestimmt diese Parameter? Die Mediziner. Und um welche Parameter geht es dabei? Um Merkmale und Messgrößen, die mit den Instrumenten und Mitteln der Medizin operationalisierbar und zugänglich sind. Was sich (noch) nicht messen lässt, spielt folglich keine wesentliche Rolle, geht hier nicht weiter in die ärztliche Arbeit ein. Man misst nur, was man kennt – wofür es Begrifflichkeiten und eine Fachsprache gibt. Für alles andere ist man „strukturell blind". Diese vermeintlich objektive Sicht auf Werte und Daten ergibt sich aus medizinischen Untersuchungen, ist fachsprachlich zu beschreiben und lässt sich mit einem Standard – eben jenem Normalzustand – vergleichen.

Nach dieser Definition ist Gesundheit in der Alltagswelt der Menschen durchaus möglich, vielleicht sogar die Regel. Die Hoheit jedoch, über die Existenz von Gesundheit objektiv zu entscheiden, einen überprüfbaren Haken unter eine Gesundheitscheckliste zu machen, bleibt einer dritten Person überlassen: dem „äußeren Arzt“. Bei ihm liegt auch der Verhandlungsspielraum. Denn er urteilt durch den Zusatz, dass alle *wesentlichen* Parameter (folglich nicht alle Parameter) zu erfüllen sind und sich im Normbereich zu befinden haben, nach seiner eigenen Einschätzung. Wesentlich bedeutet also: Gesundheit bleibt eine ärztliche Entscheidung.

Noch einen weiteren interessanten Befund können wir der medizinischen Definition von Gesundheit zuschreiben: Würde man sie wortwörtlich nehmen, dann wäre die Norm, das Normale, der Maßstab, der über Gesundheit und Krankheit entscheidet. Man könnte folglich erwarten, dass entlang von Normalverteilungskurven – also entlang der objektiven Verteilungen von Merkmalen in der Normalbevölkerung – das Nichtnormale und damit das Kranke als Abweichung eindeutig aufzufinden und zu beschreiben sei. Nehmen wir zum Beispiel die Körpergröße: Ein krankhafter Zwergwuchs oder eine medizinisch behandlungsbedürftige Übergröße würden dann vorliegen, wenn eine Person, möglicherweise ein Heranwachsender, entlang von Perzentilen und Wachstumskurven im Vergleich zur altersgemäßen Normalbevölkerung nach definierten Standards objektiv messbar aus dem Rahmen fällt. So weit, so gut.

Doch wie verhält es sich mit Aspekten wie Körpergewicht, Blutdruck und Blutfettwerten? Würde man hier eine Norm zugrunde legen, dann wären viele der heute medikamentös behandelten Zustände eigentlich gesund, weil normal. Denn die entsprechenden Verteilungskurven würden Werte noch als normal ausweisen, die aus Sicht der Medizin bereits als krank gelten. Wie verträgt sich das mit der Tatsache, dass vermeintlich gesunde Menschen heute massenhaft Medikamente einnehmen? Gibt es neben dem objektiven Bereich nicht auch noch eine Grauzone, einen ärztlichen Entscheidungskorridor?

Die Dimension des Subjektiven betrachtet das Gesundheitswesen bis heute kaum. Im Gegenteil, sie wird strukturell und systematisch ignoriert. Wie stark die Kraft des Geistes sein kann und dass genau jener Geist oder das klare Bewusstsein den Unterschied ausmacht, das begegnete mir in der medizinischen Welt überall – als Zivildienstleistendem, als Pflegehelfer auf der onkologischen Station 4a in Bremen, während meines Medizinstudiums und am Tresen der Hausarztpraxis. Ich sah den *Unterschied* zwischen den Menschen. Vielleicht nicht in Bezug auf den unmittelbaren, linearen Krankheits- beziehungsweise Heilungsverlauf, sehr wohl aber auf die Frage, wie jemand durch eine Krankheit geht und selbst dann noch innerlich reifen kann, wenn im Außen oder aufgrund der objektiven Krankheitsfaktoren alles dagegenspricht. Sogar im Angesicht des Todes. Die Erkenntnis, die ich aus meinen „Lehrjahren" mitnahm, lautete: Der Schlüssel für Gesundheit liegt nicht nur beim äußeren Arzt, sondern auch beim individuellen Menschen und seinem Verhalten, bei der ersten, also betroffenen Person, die ich den „inneren Arzt" nannte. Wer den Weg zu seiner inneren Natur findet, gelangt zum Kern des Problems – und vielleicht zu seiner Lösung.

Wie im Traum: Mit der Natur verbunden

Wenn Sie mögen, dann nehme ich Sie jetzt mit auf einen kleinen Ausflug in die Natur. Dafür erlaube ich mir, zum Du überzugehen, weil unsere Forschung – aber vielmehr auch die Praxis – zeigen, dass es damit für viele Menschen leichter wird, sich direkt angesprochen zu fühlen und gleich mitzumachen. Also, bist du bereit? Dann schließ jetzt bitte die Augen und begleite mich auf eine einzigartige Traumreise in den Wald deiner Fantasie.

Kaum betrittst du den Wald, spürst du sofort die beruhigende Wirkung der Natur um dich herum. Die Luft ist frisch und erfüllt von einem angenehmen Duft nach feuchter Erde und Laub. Der Wald ist ein verwunschenes Paradies voller üppiger Vegetation. Hohe Bäume ragen majestätisch gen Himmel und bilden einen grünen Baldachin über dir. Der weiche Waldboden dämpft deine Schritte, während

du dich durch das dichte Blätterdach hindurchbewegst. Die sanften Strahlen der Sonne tauchen die Bäume in ein magisches Lichtspiel. Es scheint, als ob die Natur dich willkommen heißen möchte: Schön, dass du da bist.
Während du weitergehst, hörst du ein leises, zartes Rascheln im Unterholz. Einige Waldtiere begleiten dich auf dem Weg. Es ist schön und beruhigend, so mit der Natur verbunden zu sein. Vögel zwitschern fröhlich und das sanfte Rauschen des Windes erfüllt die Luft. Du begibst dich immer tiefer in den Wald hinein und spürst dabei eine innere Ruhe und einen Frieden.
Plötzlich eröffnet sich vor dir eine kleine Lichtung. Dort siehst du einen glitzernden Bach, der sich durch den Wald schlängelt. Das Wasser ist so klar, dass du die kleinen Kieselsteine auf dem Grund erkennen kannst. Ein Gefühl der Erfrischung durchströmt dich und du beschließt, dem Bachlauf zu folgen. Du verlässt die Lichtung, und die Bäume schließen den Bach wieder ganz ein, ohne seinen Lauf zu beengen. Leicht und spielerisch fließt das Wasser dahin. Du kannst problemlos am Ufer entlanglaufen.
Nach einer Weile kommst du an einem malerischen Wasserfall vorbei. Die Fluten stürzen sich in einem sanften Bogen von einer Felskante hinab und bilden eine schäumende Gischt. Du spürst den feinen Sprühnebel auf deiner Haut und lauschst dem beruhigenden Klang des herabfallenden Wassers. Alles ist sehr angenehm, natürlich und schön. Du fühlst dich eins mit der Welt.
Du folgst dem Bachlauf und erreichst schließlich erneut eine Lichtung, die von wilden Blumen gesäumt ist. Die Farbenpracht ist atemberaubend – ein wahres Fest für die Sinne. Du nimmst den betörenden Duft der Blumen wahr und schaust den bunten Schmetterlingen zu, die von Blüte zu Blüte tanzen. Plötzlich erblickst du zwischen den Bäumen am Rand der Lichtung einen geheimnisvollen Pfad, der wieder in den Wald führt. Neugierig folgst du ihm, bis du zu einem alten Baum gelangst. Seine dicke Rinde ist von Moos bedeckt, und er strahlt eine tiefe Weisheit aus. Du spürst eine Verbindung zu diesem Baum und kannst seine stumme Botschaft der Stärke und Beständigkeit förmlich hören.
Nachdem du dich eine Weile mit dem alten Baum verbunden hast, setzt du deine Reise fort und kommst zu einem idyllischen Waldsee. Der blaue Himmel spiegelt sich glitzernd im klaren Wasser. Du beobachtest die kleinen Fische, die friedlich

durch das Gewässer gleiten, und entscheidest dich, eine kurze Pause einzulegen. Also legst du dich auf das weiche Moosbett am Ufer, schließt die Augen, lauschst dem sanften Plätschern der Wellen und spürst, wie sich eine tiefe Entspannung in deinem Körper ausbreitet.
Nachdem du neue Energie getankt hast, machst du dich langsam auf den Rückweg. Die Natur hat dich in ihren Bann gezogen und du wirst diese Traumreise in den Wald immer in deinem Herzen tragen. Du verlässt den Wald mit einem Gefühl der Dankbarkeit und des inneren Friedens. Denn du weißt, dass du dich jederzeit wieder mit der Natur verbinden kannst. Mit einem zufriedenen Seufzer öffnest du die Augen und kehrst in die Realität zurück. Obwohl diese Reise nur in deiner Vorstellung stattgefunden hat, kannst du die Ruhe und den Zauber des Waldes noch immer spüren.
Vielleicht inspiriert dich diese Traumreise dazu, in naher Zukunft einmal einen realen Ausflug in die Natur zu unternehmen und die Wunder des Waldes zu entdecken. Gerne möchte ich dich dazu einladen.

Mind-Body-Medizin: Geist, Seele und Körper sind unzertrennlich

In den USA ist die Mind-Body-Medizin seit 40 Jahren etabliert, wo sie laut offizieller Definition des amerikanischen Nationalen Gesundheitsinstituts einen Gesundheitsansatz beschreibt, der die Verbindung zwischen Geist und Körper anerkennt und den Einfluss psychologischer, emotionaler, sozialer und spiritueller Faktoren auf die allgemeine Gesundheit und das Wohlbefinden betont. Ihr verbrieftes Ziel ist zum einen, die untrennbare Verbindung zwischen dem geistig-seelischen Raum, darin auch das Bewusstsein, dem Körper und schließlich dem Unbewussten, ja sogar dem Spirituellen zu erforschen. Und zum anderen, diese Erkenntnisse für die Therapie zu nutzen und damit die Heilung zu fördern, indem der ganze Mensch angesprochen wird und nicht nur einzelne Symptome oder eine spezifische Krankheit.

Schon der englische Begriff Mind, der auch Geist und Verstand bedeutet, ist viel weiter gefasst als das deutschsprachige Verständnis von Psyche. Ich rede hier nicht von Esoterik oder einer kleinen Nischen-Bewegung: Die Mind-Body-Medizin existiert heute anerkanntermaßen als Fachgebiet an allen etablierten und selbst an den renommiertesten medizinischen Fakultäten in Nordamerika, von Standford bis Harvard. Ich selbst durfte dieses innovative Fachgebiet dort aus erster Hand kennenlernen, als ich von 2000 bis 2002 und 2013 bis 2015 in Harvard forschte.

Die Mind-Body-Medizin untersucht, lehrt und diskutiert diese Verbindung von Geist und Körper heute mit modernsten Methoden und treibt das Verständnis dieser Zusammenhänge und deren Konsequenzen sowie ihr mögliches Heilungspotenzial auf nahezu allen akademischen Ebenen voran. Im Vordergrund steht dabei nicht das Kranke oder eine primär pathologische Sicht auf die Wirkung einer erkrankten Psyche auf den Leib (=Soma), sondern eine biologische und primär gesunde Perspektive auf die generelle Verbindung zwischen Geist und Körper, und zwar in beide Richtungen.

Gegenwärtig integrieren immer mehr Länder die Mind-Body-Medizin in ihre Gesundheitssysteme. Ich selbst habe die Einführung in Deutschland begleitet, etwa im Rahmen der Universitätsambulanz an der Universität Witten/Herdecke, die mein Team und ich gegründet haben. Hinzu kommt ein mittlerweile fast unerschöpflicher Fundus an wissenschaftlichen Arbeiten, Modellen und Theorieansätzen, darunter auch immer mehr Studien zu zellulären und mikrobiologischen Aspekten der Geist-Körper-Verbindung. Das geht bis hin zur Genforschung. Denn was im Gehirn passiert, wirkt sich bis auf die kleinsten Zellstrukturen aus, sogar auf der Ebene des Zellkerns, der Chromosomen und winzigsten Signalmoleküle. Im ganzen Körper eben. Und all das hat ganz konkrete, praktische Konsequenzen – für den ganzen Menschen. Das kann und sollte man sich in der Medizin zunutze machen, so meine ich.

SICH SELBST REGULIEREN

Schlüsselfigur für die Entwicklung der Mind-Body-Medizin war der amerikanische Arzt Herbert Benson. Der Kardiologe und Professor an der Harvard Medical School gründete das *Mind Body Medical Institute* an der Harvard University, das später zum *Benson-Henry Institute for Mind Body Medicine* wurde. Zur selben Zeit etwa, als ich mir während meiner Pflegehelferzeit all die „schwurbeligen" Gedanken machte, bekam die Mind-Body-Medizin ein ausgereiftes und formales Zuhause in den USA.

Benson, in New York geboren, hatte Medizin unter anderem in Harvard studiert, wo er nach verschiedenen Stationen später auch als Arzt arbeitete. Schon früh faszinierte ihn die sogenannte Autoregulation, also die Fähigkeit eines Organismus, sich an veränderte Anforderungen – etwa wechselnde Umweltbedingungen oder ein verändertes inneres Milieu – anzupassen. Heute würden wir auch von Selbstregulation oder eben Selbstheilung sprechen.

In diesem Kontext, auch als Kardiologe, näherte sich Benson immer mehr der wissenschaftlichen Betrachtung des Phänomens Stress und der sogenannten Stressantwort (engl.: Stress Response): die „Kampf-oder-Flucht-Reaktion“. Das maximale Alarmiertsein, das wir heute umgangssprachlich eben „Stress“ nennen, und was das mit dem Körper macht, wenn wir in eine herausfordernde oder bedrohliche Situation geraten, aus der wir entkommen wollen und müssen, wenn wir überleben wollen.

Als Arzt und Wissenschaftler an der Harvard Medical School war Benson klar, dass etwa die Forschungen des amerikanischen Psychologen Walter Cannon (1871–1945), der bereits zu Beginn des 20. Jahrhunderts unter anderem das Adrenalin – damals in Hunden und Katzen – entdeckt und das ganze Stresskonzept physiologisch erstmals beschrieben hatte, von zentraler Bedeutung für die Medizin waren. Gleichzeitig fehlte ihm ein wichtiges Puzzleteil, nämlich wie Stress wieder beendet oder begrenzt wird, wie die Regulation nicht nur einen Alarmzustand, sondern auch einen Entspannungszustand, also das glatte Gegenteil vom Stress, erzeugen könnte.

Während Benson sich in Boston mit diesen Fragen zunächst mehr intellektuell und theoretisch beschäftigte, wurde sein Leben als Forscher bald über einen anderen Weg umgekrempelt. Im Zuge der aufkommenden Meditationsbewegungen im Westen, dem Import fernöstlicher spiritueller Praktiken – beginnend an der amerikanischen Westküste in den 1950er-Jahren, dann an die Ostküste hinüberschwappend, um schließlich im Raum New York einen zentralen Ankerplatz zu finden –, kamen schließlich auch Praktizierende der Transzendentalen Meditation noch Boston. Zen und Transzendentale Meditation, Yoga und psychodelische Bewusstseinserweiterung waren in den intellektuellen Milieus insbesondere rund um die Harvard University in Massachusetts und dann im benachbarten Staat New York populär geworden, wozu auch die vielen „Ostküsten-Beatniks“ beigetragen hatten. Die Praktizierenden behaupteten gegenüber Benson, dem Herz-Kreislauf-Mediziner und Kardiologen, sie könnten ihren Blutdruck gewissermaßen „auf Knopfdruck" selbstständig senken, rein durch mentale Techniken.

Benson konnte das nur verneinen. Schließlich hieß das autonome Nervensystem, das etwa Blutdruck, Herzschlag, Körpertemperatur, Stoffwechsel und Atmung regelt, ja genau deswegen autonom, weil es einer willkürlichen Beeinflussung durch den Geist, durch mentale Techniken, eben nicht zugänglich war. Wenn es stimmte, was diese „Freaks" behaupteten, würde ein Großteil der Physiologie des Nervensystems umgeschrieben werden müssen. Benson schüttelte nur den Kopf.

Nach hartnäckigem Drängen lenkte er schließlich ein, stimmte widerwillig zu, einen einmaligen Versuch zu unternehmen. Versteckt vor der Öffentlichkeit und ohne großes Aufsehen im Kollegium zu erregen, lud Benson die Meditierenden an einem späten Abend zu sich ein, um genau in jenem Labor, in dem seinerzeit Walter Cannon die Stressantwort entdeckt hatte, zu demonstrieren, ob es ihnen wirklich möglich war, durch reine Meditationspraxis den Blutdruck innerhalb weniger Minuten zu senken.

Der Rest ist Geschichte: Sie konnten es. Benson war mehr als überrascht und stellte nun die Arbeitshypothese auf, dass es sich dabei um eine universelle Fähigkeit des menschlichen Geistes handeln müsse, weil er kaum glauben konnte, dass nur Beatniks und Transzendental Meditierende aus New York in der Lage waren, eine solch erstaunliche „Tat" zu vollbringen. Er fing an, in den Schriften und Beschreibungen aus verschiedenen Kulturen und Religionen der Welt zu forschen, um nach Ritualen und Praktiken zu suchen, die zu den gemachten Beobachtungen und seiner waghalsigen Hypothese passten – und er wurde fündig. Immer mehr geriet er in den Strudel dieses Phänomens, bis er schließlich das Gefundene unter dem Oberbegriff der „Entspannungsantwort" (engl.: Relaxation Response) zusammenfasste. Er war überzeugt, das fehlende Puzzleteil gefunden zu haben: Der menschliche Organismus – das Bewusstsein, der Geist – war genauso in der Lage, eine stressbegrenzende Entspannungsreaktion zu erzeugen, wie er eine Alarmreaktion oder eine Kampf-oder-Flucht-Reaktion auslösen konnte.

Als Wissenschaftler war Benson klar, dass er auf etwas Wegweisendes gestoßen war, dass er jedoch, um seine Kollegen in Harvard und darüber hinaus zu überzeugen, noch mehr darüber erfahren und mehr Studien machen müsste. Doch wo sollte er Experten für genau diese Fragen finden? Zumal die Untersuchungssubjekte in besonderer Weise geschult und in der Lage sein müssten, solche Entspannungszustände willentlich und immer wieder aufs Neue zu erzeugen.

Über einen freundschaftlichen Kontakt zu Prince Charles, dem heutigen König Charles III., entstand schließlich eine Korrespondenz mit dem Dalai Lama. Für Benson schien das die ideale Verbindung, denn über Seine Heiligkeit würde er an Experten für Meditation herankommen, die eine von der westlichen Zivilisation und den Entwicklungen der letzten Jahrzehnte weitgehend unbeeinflusste, mehrere tausend Jahre alte, quasi „reine“ Meditationspraxis pflegten. Genau nach so etwas suchen Wissenschaftler und Wissenschaftlerinnen stets für ihre Experimente.

Ende der 1970er-Jahre kam der Dalai Lama nach Boston, wo sich im Laufe der Zeit eine Freundschaft zwischen Seiner Heiligkeit und Herbert Benson entwickelte, die es ermöglichte, eine erste Expedition in den Himalaya durchzuführen, mit den damals existierenden einfachen Techniken, um dem Phänomen der Entspannungsantwort wissenschaftlich weiter auf die Schliche zu kommen.

ES IST DER GEIST, VON DEM ALLES ABHÄNGT

Zwölf Jahre nach dem Beginn meiner persönlichen Suche auf Station 4a wurde ich selbst Teil von Bensons Team an der Harvard Medical School und arbeitete als einziger europäischer Kollege bis zu seinem

Tod mit ihm. Wir wiederholten diese Versuche unter standardisierten Bedingungen und mit zusätzlicher moderner Technik: In einem Kloster auf Zeit in Nordfrankreich begleitete das Forschungsteam – ein Teil blieb zur Auswertung in Boston, darunter auch ich – monatelang eine Gruppe von Mönchen aus dem Himalaya, erneut vom Dalai Lama empfohlen und vermittelt, verkabelt und intensiv untersucht bei der Ausübung ihrer komplexen Meditations- und Yoga-Rituale. Das Fazit: Der menschliche Geist ist tatsächlich in der Lage, geradezu unglaubliche Dinge zu verrichten. Wenn er will. Das autonome Nervensystem scheint dann nicht zwingend autonom. Eine Verlangsamung des Stoffwechsels und der Atemzyklen, die einem Winterschlaf gleichen, das Absenken der Körpertemperatur, eine maximale Entspannung – ohne dabei zu schlafen, im Gegenteil: mit einem scharfen und klaren Geist. Während der Arbeit an Bensons Institut erlebte ich wissenschaftlich belegt, dass „alles" möglich schien: Mind matters most. Es ist der Geist, von dem alles abhängt, sagte schon Buddha.

Benson wurde berühmt und die herausragende Figur für die aufkommende Meditationswissenschaft und die Erforschung von willentlich herbeigeführten höheren oder tieferen Bewusstseinszuständen. Welche Anerkennung er in den USA erfuhr, zeigte sich auch dadurch, dass die Harvard Medical School Benson einen eigenen Raum in ihren Archiven einrichtete, wo man sein Lebenswerk sicher und für alle Zeit aufbewahren wollte. Während meiner Zeit mit ihm in Boston hatte ich die Aufgabe übernommen, die vielen Kartons und Kisten mit archivierten Zeugnissen, ausführlicher Korrespondenz, Untersuchungsgegenständen, Geschenken von geistlichen und weltlichen Würdenträgern etc. in den Bunker der Harvard-Universitätsbibliothek zu überführen.

Durch seine Forschungen und Schriften ebenso wie über die zunehmenden medialen Auftritte verbreitete er fortan die Erkenntnis, dass Geist und Körper untrennbar miteinander verbunden waren. Er entwickelte Techniken zur willentlichen Auslösung der Relaxation Response, um ebenjenen Zustand tiefer Entspannung hervorzurufen, mit dem man Auswirkungen von Stress selbstwirksam gegensteuern kann. Das war mehr als zeitgemäß – und ist es bis heute. Noch immer dockt die moderne Meditations- und Achtsamkeitsforschung unmittelbar an die Erkenntnisse des Pioniers Benson an. Für weitere zwei Jahrzehnte kam er fast täglich in sein Institut in Boston, lehrte und gab viele Denk- und Forschungsanstöße. Er verstarb 2022, hochbetagt.

Das Gebiet der Mind-Body-Medizin erweiterte sich im Laufe der Zeit. Zahlreiche Forscher, Praktiker und Institutionen haben mittlerweile zur Weiterentwicklung und Anwendung beigetragen. Der Ansatz findet Anerkennung für sein Potenzial zur Verbesserung verschiedener Gesundheitszustände und Krankheiten, darunter chronische Schmerzen, Herz-Kreislauf-Erkrankungen, Stoffwechsel- und Autoimmunerkrankungen, Angstzustände oder Depressionen, auch Krebserkrankungen gehören dazu. Eine besondere Effektivität besitzt die Mind-Body-Medizin aber in Bezug auf stress- oder lebensstilassoziierte Krankheiten: Herz-Kreislauf-Erkrankungen wie Bluthochdruck, Schlaganfall und Herzinfarkt, Adipositas, hohe Cholesterinwerte, Diabetes mellitus, Rückenschmerzen, etliche Krebsformen. Sie alle zählen zu den häufigsten Erkrankungen überhaupt, die in Deutschland, ja weltweit für etwa 80 bis 90 Prozent der Todesursachen verantwortlich zeichnen. Die Integration der Mind-Body-Medizin in die Gesundheitsversorgung basiert auf der Erkenntnis, dass psychomentale oder emotionale Faktoren die Ergebnisse der körperlichen Gesundheit erheblich beeinflussen können. Auf die Gefahr hin, dass ich mich wiederhole: Mind matters most! Durch die Einbeziehung von Techniken wie Meditation, Achtsamkeit, Biofeedback, geführten Bildern (Traum- und Fantasiereisen, auch Hypnoseformen) und kognitiver Verhaltenstherapie zielt die Mind-Body-Medizin darauf ab, das Selbst-*Bewusstsein*, die Selbstfürsorge und Selbstregulationsfähigkeit der Menschen zu verbessern.

WIEDER ZUR BESINNUNG ZU KOMMEN

Anfang der 2000er-Jahre bat mich Benson, für ihn und den kalifornischen Kardiologen Dean Ornish eine umfassende Übersicht zur „Beweislage“ der Mind-Body-Medizin zu erstellen. Beide waren eingeladen worden, vor dem US-Senat ein Testimonial – ein mündliches Zeugnis – abzulegen, das zusammen mit einem schriftlichen Exposé kommende Entscheidungen zur Gesundheitspolitik informieren sollte. Für welche Selbsthilfe-Techniken existierten wissenschaftliche Beweise ihrer Effektivität? Welche nicht-medikamentösen oder nicht-ärztlichen Verfahren gab es, mit denen die Menschen nachweislich ihre eigene Gesundheit im Sinne der Mind-Body-Medizin beeinflussen konnten? Benson übertrug mir die Aufgabe, die schriftlichen Grundlagen ihres Auftritts bereitzustellen.

Also durchforstete ich alles, was sich an Belegen zur Frage fand, wie ein vermeintlicher innerer Arzt wirksam war. Zunächst trug ich als Zwischenergebnis eine geradezu unzählbare Menge an Studien zusammen, die ich dann Schritt für Schritt analysierte und zu gliedern begann. Schnell zeigte sich, dass Mind-Body-Interventionen allgemein auf vier Säulen fußen:

- Behavior (Verhalten): unser Denken und Handeln, unsere kognitiven Einstellungen, gerade auch gesunde Gedankenmuster und das daraus abgeleitete Tun. Umgang mit Stress. Positive Beziehungen, soziale Unterstützung und Verbundenheit, letztlich die Liebe und natürlich Glück.
- Exercise (Bewegung): Bewegungstechniken und eher körperorientierte Verfahren.
- Relaxation (Entspannung): Meditationstechniken, wozu auch Rituale wie Gebet, der Glaube insgesamt, Achtsamkeit, aber auch Ruhephasen und ein gesunder Schlaf gehören.
- Nutrition (Ernährung): vor allen Dingen eine qualitative Komponente, denn es geht hier auch um Genuss; eine gesunde Nahrungsaufnahme und ausgewogene Beziehung zum Essen.

Da ich die Schweiz liebe und dort bereits als Arzt arbeitete, fiel mir sofort die Hauptstadt Bern als geeignete Eselsbrücke ein, um ein Akronym zu finden, mit dem man alle bis dato existierenden, wissenschaftlich etablierten Beweise zu Interventionen und Techniken der Mind-Body-Medizin unter einem Hut zusammenfassen konnte. BERN steht seither für die Anfangsbuchstaben der vier zentralen Säulen, denen letztlich eines gemeinsam ist: Sie sollen uns dazu bringen, wieder sinnlich zu werden, im wahrsten Wortsinn zur Besinnung zu kommen. Achtsam und bei uns selbst zu sein. Ankommen in unserer unmittelbaren Gegenwart. Uns einzulassen. Ganz da zu sein. Am besten im Gleichgewicht.

Der ganzheitliche Charakter der Mind-Body-Medizin erkennt auch an, wie wichtig es ist, zugrundeliegende Krankheitsursachen anzugehen, insbesondere Stress, ungesundes Verhalten und unseren Lebensstil, und das Wohlbefinden durch Änderungen eben jenes Lebensstils oder durch Stressreduzierung zu verbessern. Dafür kommt BERN zum Einsatz: um eine emotionale und soziale, aber auch spirituelle Unterstützung sowie die Kultivierung einer positiven und gesunden Lebenseinstellung zu fördern. Die Wissenschaft spricht in diesem Kontext zuweilen auch von Positiver Psychologie oder von Resilienz – gerade, was die „B-Säule" angeht – beziehungsweise Salutogenese. Ich selbst male gern das Bild des bereits erwähnten inneren Arztes: Das Selbsthilfepotenzial steht im Zentrum – Selbstheilung und Selbstwirksamkeit werden gestärkt!

Ich erinnere mich an ein Telefonat mit einer Ärztin, die in einer Klinik für Psychosomatische Medizin arbeitete und mir von einer Patientin berichtete, die bei ihnen seit Wochen mit diffusen Schmerzen therapeutisch behandelt wurde: fünfmal in der Woche Psychotherapie, Einzel- und Gruppenbehandlungen, Kunst- und Entspannungstherapie, viel Achtsamkeit. Meine Bekannte hatte sich den Fall noch einmal genau angesehen und schließlich eine Kernspin-Aufnahme der Wirbelsäule veranlasst. Zur Überraschung der

Kollegen – sowie der Patientin selbst – hatte man jetzt einen Tumor im Rücken gefunden. Möglicherweise lag hier die Ursache für die Schmerzen. Daran hatte bisher keiner gedacht. Man war primär von einer psychischen Genese der Schmerzen ausgegangen.

Die Kollegin und ich befanden, dass man Flöhe und Läuse haben könne. Zwei Dinge können nebeneinander existieren, sie müssen nichts miteinander zu tun haben. Manchmal aber sieht man auch beides nicht oder man erkennt keine Zusammenhänge, selbst wenn es welche gibt. Weil man häufig nur sucht, was man kennt – und nur erkennt, wonach man sucht. Der Mensch aber ist nicht nur Seele, Geist oder Körper. Alles ist eins, alles bedingt einander. Manchmal ist das Naheliegende auch einfach nur das Naheliegende. Und manchmal erkennt man den Wald vor lauter Bäumen nicht, ist betriebsblind, sieht das Offensichtliche, das Einfache und Klare nicht. Hin und wieder muss man dafür „out of the box" denken, zurücktreten, offen sein, noch einmal neu ansetzen. Manchmal muss man auch gegen den Strom schwimmen, die Dinge immer wieder infrage stellen, aus der Komfortzone rausgehen. Genauer hinschauen. Der Intuition folgen. Mit frischem Geist und Herz.

Zusammenfassend kann man sagen: Die Mind-Body-Medizin vernachlässigt den Körper keinesfalls. Im Gegenteil. Sie ist auch keine Alternativmedizin oder eine rein mentale Interventionsstrategie. Sie wird idealerweise in die konventionelle Medizin integriert, weswegen wir auch von ganzheitlicher oder „Integrativer Medizin" sprechen. Sie ergänzt die spezifische medizinische Behandlung, aktiviert und nutzt dabei alle vorhandenen Ressourcen und fördert so einen patientenzentrierten Ansatz, der den Einzelnen befähigt, aktiv am eigenen Heilungsprozess teilzunehmen. In Ergänzung zum Behandlungsansatz durch den äußeren Arzt geht es also vor allem um die Stärkung der Eigenkompetenz – die Ertüchtigung jenes inneren Arztes.

Die Mind-Body-Medizin unterstützt die gesundheitsförderlichen, heilsamen Anteile, auch salutogene Ressourcen genannt, und integriert sie in die individuelle Behandlung zusammen mit den pathogenetischen, den krankheitsverursachenden Anteilen, sowie deren Beseitigung. Heute kommt sie vor allem innerhalb des besagten BERN-Frameworks zum Einsatz und bietet als Teil einer Integrativen Medizin Techniken und Praktiken zur Förderung des Wohlbefindens sowie zur Verbesserung der natürlichen Heilungsfähigkeiten des Körpers an – durch die Integration mentaler, emotionaler, physischer und spiritueller Aspekte der Gesundheit. Dreh- und Angelpunkt aber ist das Gehirn.

Zwischen den Jahren 2001 und 2016 hatte ich das große Glück, neben meinen anderen Tätigkeiten einem interdisziplinären neurowissenschaftlichen Institut in New York anzugehören, wo die molekularen Grundlagen der Mind-Body-Medizin vertiefend analysiert wurden. Meine Rolle als Mediziner in dem Team aus Naturwissenschaftlern war es, die mikro- und neurobiologischen Erkenntnisse etwa über das hirneigene Belohnungssystem für die angewandte Heilkunde zu „übersetzen" sowie umgekehrt aus der Medizin Fragestellungen und Hypothesen für das Labor zu generieren. Wir arbeiteten Hand in Hand und brüteten oft täglich über den gewonnenen Daten. Wir interpretierten, zogen Schlüsse, verwarfen Voraannahmen, bestätigten andere, publizierten darüber.

Kopf des New Yorker Teams und zugleich ehemaliger Forschungsdirektor am Mind-Body Medical Institute der Harvard Medical School war George B. Stefano, einer meiner wichtigsten Förderer und bis heute enger, kollegialer Freund. Sein Motto „There is always something!" sowie seine stete Neugierde – eine nie nachlassende Suche nach der vermeintlichen Wahrheit – haben mich tief beeindruckt, inspiriert und anhaltend geprägt. George betonte immer, dass das Subjektive einen Ort im Gehirn beziehungsweise im Nervensystem generell habe. Oder anders ausgedrückt: Wissenschaftler sollten nicht in Kompartimenten denken, sondern stets in Zusammenhängen. Dafür müssten sie aber die Grenzen der Disziplinen überschreiten. Deshalb schauten wir zum Beispiel auf neue Forschungsfelder: die Psychoendokrinologie, ein multidisziplinäres Fachgebiet, das die Wechselwirkung zwischen Psyche, Hormonhaushalt und menschlichem Verhalten untersucht. Oder auf die Psychoneuroimmunologie, ebenfalls ein interdisziplinärer Bereich, der sich mit dem Zusammenhang zwischen Psyche, Hormonen und dem Immunsystem beschäftigt. Damals diskutierten wir augenzwinkernd über neue Fachgebiete wie zum Beispiel die „Psychoneurosomatoendokrinoimmunologie".

Lassen Sie mich an dieser Stelle noch einmal resümieren: Aus der Sicht eines Mind-Body-Mediziners ist der Geist nicht nur untrennbar mit dem Körper verbunden – und zwar bis hin zum Zellkern und vermittelt über das Nervensystem –, sondern genau umgekehrt hängen auch die Chromosomen, Zellkerne und kleinsten Körperfragmente mit der Mind zusammen. Die Entwicklung des Geistes ist von der Entwicklung des Körpers nicht zu trennen. Deshalb muss die Medizin von heute – oder spätestens morgen – nicht nur ganzheitlich, integrativ, umfassend sowie möglicherweise vieldimensional sein, sondern vor allem individuell. Gute und innovative Medizin bedeutet individuumzentriert oder eben patientenzentriert. Keinesfalls jedoch arztzentriert.

In Europa, zumal in Deutschland, hängen wir, was das betrifft, noch etwas hinterher. Bei uns im Gesundheitswesen der „alten Welt" ist die Trennung zwischen Geist und Körper noch allgegenwärtig. Man ist entweder „Mediziner/Medizinerin" und beschäftigt sich vorrangig mit den körperlichen Aspekten oder man ist „Therapeut/Therapeutin" mit Fokus auf der Psyche. Obgleich auch hierzulande zwischenzeitlich eine Erweiterung des ursprünglich körperbetonten Menschen- und Medizinbildes erfolgte, ist die Psyche noch immer ein Raum, der entweder vor allem objektiv und weniger individuell angegangen wird, oder zwar personalisiert, sprechend, dann jedoch mit sehr wenig Ressourcen und Anerkennung. Noch immer, leider.

Immerhin besteht Gesundheit mittlerweile, wie gesagt, aus einer biologischen (körperlichen), psychologischen (mentalen) und sozialen (teilhabenden) Dimension. Damit folgte das Gesundheitswesen am Ende auch der Empfehlung der World Health Organization (WHO), die genau das schon Jahrzehnte zuvor angemahnt hatte. Aber auch wenn dieser Zustand heute sicher viel besser ist als das, was ich als junger Medizinstudent erlebte, scheint noch immer ein wesentlicher Teil zu fehlen: Die letzte Entscheidung zu einer wahrlich integrativen und ganzheitlichen Medizin steht weiterhin aus. Die Mind-Body-Medizin und damit die Zusammenschau von Körper und Geist sowie objektiven und subjektiven Anteilen schließt diese Lücke, befindet sich bei uns aber noch in den Kinderschuhen.

Soziales Universum: Das Verbundenheitsgeflecht

Wir definieren uns immer als Teil von etwas und existieren in Beziehung zu etwas. Deshalb ist es wichtig, unsere individuelle Bezogenheit zu stärken. Die folgende Übung hat das zum Ziel.

Malen Sie einen Kreis auf ein DIN A4 großes Blatt Papier. Dieser Kreis steht in Ihrem persönlichen sozialen Universum für die Sonne. Das sind in dieser Übung Sie selbst. Zeichnen Sie nun ein, wer Sie beeinflusst. Dies können Menschen sein (lebend oder verstorben), Tiere oder auch Vorbilder, also Personen, die Sie in irgendeiner Weise inspirieren. Schreiben Sie einfach die Namen hin oder malen Sie für Ihre Begleiterinnen und Begleiter ebenfalls Kreise. Sie alle bewegen sich wie Planeten um Sie als Sonne. Achten Sie beim Einzeichnen auf die Entfernung. Wer ist näher dran und wer weiter weg?

Beziehen Sie, wenn Sie mögen, auch den Aspekt des Gebens und Nehmens mit ein: Für wen scheinen Sie als Sonne? Wer scheint im Gegenzug aber auch für Sie? Diesen Aspekt können Sie etwa durch Pfeile (in beide Richtungen) deutlich machen, durch die Größe der jeweiligen Kreise, durch unterschiedliche Farben oder einfach nur gedanklich.

Das ABC des Glücks und eines erfüllten Lebens

Was hat das alles eigentlich mit Bauer Henningsen zu tun, fragen Sie sich vielleicht mittlerweile. Darauf kommen wir gleich zurück. Denn vorher möchte ich Sie noch etwas anderes fragen: Kennen Sie das Gefühl des Verliebtseins? Und können Sie sich noch daran erinnern? An dieses Gefühl, das geprägt ist von einer herrlich leichten Unbedarftheit? Schmetterlinge flattern fröhlich im Bauch. Man ist eins mit der Welt, die einem zu Füßen liegt. Das Leben ist schön.

Stimmt das?

Es begann doch alles mit einem „Sündenfall", der Geburt. Im Mutterleib war es paradiesisch: Immer genug zu essen da, warm, ein Gefühl des Aufgehobenseins, geliebt, besungen, erwartet, gemocht – genau so, wie wir waren. Um nichts mussten wir uns kümmern. Gut, es war dunkel. Und, ja, wir hatten nichts davon, denn wir waren uns des Glücks ja nicht bewusst, weil wir noch kein Bewusstsein hatten. Wir waren noch nicht ICH – und konnten auch nirgendwo aus eigenem Willen hingehen. Überhaupt, die Sache mit dem eigenen, freien Willen. Wir waren ja noch nicht einmal „jemand" und irgendwie auch gefangen im Körper eines anderen Menschen. Man kann nicht alles haben.

Und dann die Geburt: Plötzlich war es kalt. Nur noch gerade mal 20 Grad. Wir hatten Hunger und Durst, mussten schreien und die anderen nerven, um unser „Recht" zu bekommen. Damit man sich wieder um uns kümmerte. Mit der Geburt sind wir aus dem Paradies geflogen. Wir wurden getrennt. Fortan mussten und müssen wir um Verbundenheit buhlen. Für den Rest unseres Lebens. Deshalb geht es für uns Menschen auch darum, den Weg wieder zurück oder mindestens zu einer vergleichbaren Verbundenheit, einem Eingebettet-und Versorgtsein zu finden – zu einem ebensolchen paradiesisch-glücklichen Da-Sein wie vor unserer Geburt.

AUFBRECHEN STATT ZURÜCKWOLLEN

Dieser Weg geht für uns alle – leider – über das Sich-Aufmachen. Unter dem Schutz der Eltern, vielleicht auch der Großeltern, der weiteren Familie, der Nachbarn und Freunde, der Vorbilder und Lehrkräfte, letztlich der ganzen Gesellschaft, wachsen und reifen wir heran, holen uns Beulen und blutige Nasen. „Heile, heile Gänschen" – Hänschen muss raus in die Welt, um Hans zu werden. Es gibt nichts umsonst.

Die Gesellschaft behütet uns dabei nicht zum Selbstzweck, nicht zum eigenen Vergnügen. Eines Tages werden wir ihr zurückgeben, zurückgeben müssen. Das ist unser aller Bestimmung, auch biologisch. Punktum. Wir mögen zwar anfangs glauben, dass wir uns die Welt untertan machen – wenn wir in der Jugend *wollen* und uns aufmachen; wenn wir erste größere Herausforderungen meistern, erste Kämpfe überstehen und uns schließlich stark fühlen; wenn wir Bedrohungen „abwettern".

Biologisch jedoch ist es genau andersherum: Wenn wir uns, vor allem in der Jugend, von Glücksmoment zu Glücksmoment und von Hoch zu Hoch hangeln – in der Wissenschaft sprechen wir in diesem Kontext von Mastery oder Peak Moments, Hochmomenten eben –, dann ahnen oder wissen wir bereits, dass diese Momente jeweils nur von kurzer Dauer sind. Dass sie, so ekstatisch und berauschend sie sein mögen, doch stets vergehen. Dass sie uns durch die Finger rinnen, bereits während sie passieren. Hochmomente können wir nicht festhalten.

Also müssen wir uns wieder aufmachen. Auf ein Neues. Von Ast zu Ast. Jedes Mal kommt es dabei zu einem Dazu-Lernen. Jedes Mal sorgt eine neue Dopamin-Welle im Gehirn dafür, dass aus Vorfreude und positiver Erwartung schließlich ein Lernprozess resultiert, eine Konditionierung, vielleicht ein Trial-and-Error – „Versuch macht klug!" –, bei dem wir am Ende nicht nur klüger, sondern auch reifer sind. Das ist unsere Neurobiologie.

Was viele meist noch nicht ahnen: Mit jedem Lernzyklus – von Glücksmoment zu Glücksmoment – verändert sich nicht nur das jeweilige Erleben, sondern auch ganz konkret unser Gehirn: Es passt sich an. Es wird sogar strukturell entlang dieser Erfahrungen umgebaut. So passen wir uns über die Zeit immer besser ein in unsere Welt. Ganz unbemerkt macht uns die Welt auf diese Weise zum Untertan! So werden auch wir ihr eines Tages möglicherweise – hoffentlich – dienen. Um genau dafür mit einer inneren Freude belohnt zu werden. Denn das ist unsere Natur.

Unsere Biologie, oder genauer die Neurobiologie des Glücks, steuert uns demnach über die geschilderten Prozesse, die ihren Ursprung im Belohnungssystem des Gehirns nehmen, an einem unsichtbaren „Glücksband" durchs Leben. Aber es soll sich lohnen! Das nicht mehr ganz Überraschende dabei: Es sind dann vor allem die Älteren, die anhaltend und von innen her zufrieden sind. Das Lebensglück ist im Alter nachweislich am höchsten.

Mit der Geburt fallen wir gewissermaßen ins Leben. Wir werden „aufgegleist" und kommen auf unseren ganz individuellen Glückspfad, unsere eigene Trajektorie, das Gleis unserer persönlichen Lebenskurve, geprägt und gelenkt – allerdings unbemerkt (wie gesehen) – von Glück und Zufriedenheit. Der Apparat dafür, das Gehirn beziehungsweise sein Motivations- und Belohnungssystem, ist weniger individuell, sondern angeboren. Diese Fähigkeit haben wir alle mit in die Welt gebracht. Was wir damit anfangen, ist allerdings uns überlassen. Mit dem Verlassen der innermütterlichen Obhut fängt das „Elend" also für uns an. Wir müssen uns zu unserem eigenen Glück erst durcharbeiten.

Glücklich sein – das wollen doch wohl die meisten von uns. Wir müssen es sogar wollen. Ganz biologisch. Es ist, wie gesagt, unsere Natur. Doch was bedeutet Glück genau? Und wie kann man den Zustand des „vollkommenden Glücks" (wieder) erreichen? Bei der Definition von Glück spalten sich bereits die Meinungen. Während die einen Glück als Überbegriff für Gesundheit, Sorgenlosigkeit und Wohlstand sehen, definieren die anderen Glück als anhaltendes Gefühl der Zufriedenheit.

Das neurobiologische ABC-Modell des Glücks, das ich über die letzten zwanzig Jahre entwickelt habe, beschreibt, wie sich das Glücksempfinden im Laufe unseres Lebens wandelt. Jene unsichtbare Entwicklung, von der Jugend zum Alter hin, ist keinesfalls ein Abstieg, eher ein Aufstieg – ein Wachsen im Verlauf unserer individuellen Lebenstreppe. Paradoxerweise sind ältere Menschen trotz körperlicher Beschwerden und chronischer Krankheiten in der Regel zufriedener als gesunde jüngere Erwachsene. In Analysen konnten wir zeigen, dass die Lebenszufriedenheit älterer Menschen (über das bereits erwähnte Zufriedenheitsparadoxon) biologisch bedingt ist, jedoch auch erlernt beziehungsweise verstärkt werden kann.

WIE GLÜCK IM ALLGEMEINEN FUNKTIONIERT

Jahrzehntelange Forschungen zum Belohnungssystem des Gehirns sowie zum Glückserleben haben mich veranlasst, drei Arten von Glück explizit zu unterscheiden, die je nach Lebensabschnitt unterschiedlich stark ausgeprägt sein können:

A. Das „Wunsch-System“ (Wanting)
B. Das „Bedrohungsvermeidungs-System“ (Threat Avoidance)
C. Das „Nicht-Wollen-System“ oder „Gelassenheits-System“ (Non-Wanting, Quiescence)

Zentraler gemeinsamer Ankerpunkt aller drei Arten: Glück ist kein kognitives Konstrukt, sondern ein Gefühl, das nachweislich auf der Aktivität der neurobiologischen Belohnungs- und Motivationssysteme im Gehirn beruht. Das heißt, Glück fühlt sich gut an und es wohnt in uns. Das zugrunde liegende „Glückssystem“ ist über Jahrmillionen in der Evolution entstanden und findet sich in Spuren sogar bei den einfachsten Lebewesen. Es muss also ziemlich genial sein – sonst hätte die Biologie es schon längst aufgegeben und verlassen.

Das Gegenteil aber ist der Fall. Im Laufe des Lebens ändert das Glück auch noch seine „Farbe“. Will sagen, die Art und Weise, wie wir es empfinden, wird anders:

- **Phase A (Wünsche)**
  In unserer Jugend suchen wir vor allem Vergnügen und Nervenkitzel. Wir sind kreativ, risikofreudig und lernbegierig. Glück ist in diesem Lebensabschnitt geprägt durch Vorfreude, Lust und Ekstase. *Wir wachsen, wollen frei und autonom sein – oder werden.*

- **Phase B (Bedrohungsvermeidung)**
  Im Erwachsenenalter erleben die meisten Menschen beanspruchenden Stress, etwa durch eine höhere finanzielle Belastung, berufliche Herausforderungen oder ihre Verantwortung als Eltern. In diesem Zeitraum sinkt meist die Zufriedenheit. Junge Erwachsene tendieren dazu, ihr Glück von der Vermeidung von Schmerz oder Bedrohung abhängig zu machen: *Wir sind wachsam und bereit, uns den Herausforderungen und Schwierigkeiten zu stellen, um unser Leben und das unserer Familie zu schützen.* Glück in dieser Phase ist eher ein Gefühl der Erleichterung, wenn dauerhafter Stress oder Unglück eine Pause einlegt: *Wir sind erleichtert, wenn wir jetzt gerade sicher sind und auch diesen nächsten Moment, oder Tag, überleben – hoffentlich!*

- **Phase C (Gelassenheit, Verbleiben im Hier und Jetzt)**
  Im Alter von ungefähr 65 Jahren aufwärts, statistisch sogar bis über das 80. Lebensjahr hinaus, brauchen die Menschen dann trotz körperlicher Beschwerden nur wenig, um zufrieden zu sein. Dieser spätere Lebensabschnitt ist meist der Punkt, an dem die Euphorie und Stressvermeidung allmählich übergehen in ein

tiefes, beruhigendes und dauerhaftes Gefühl von Glück und Zufriedenheit, auch Dankbarkeit. In der deutschen Sprache haben wir dafür das schöne Bildwort der Glückseligkeit – wenn, wie es Hermann Hesse in seinem Gedicht von 1907 über das „Glück" beschreibt, die Seele ruht. In dieser Phase geht es weniger um das Ich oder Ego (wie in Phase A) oder den Schutz des bisher Erreichten, der eigenen Existenz oder der Familie (wie in Phase B), sondern mehr um das WIR, das Verbinden und Einsinken ins Große und Ganze, das Ankommen und Einlaufen in den Hafen. Weder um jeden Preis irgendwo hinmüssen noch entkommen oder fliehen, also weg, sondern einfach verweilen: *Wunschlos glücklich da sein und sich dabei als Teil von etwas Ganzem fühlen. Die Dinge lassen können, dabei innerlich ruhig werden, inneren Frieden erfahren.* Es geht hier auch um eine Art Lebenslohn, vergleichbar der Idee von Eudaimonie, dem vollkommen Guten und Glückseligen bei Aristoteles, am Ende gar um ein generelles Loslassen und gänzliches Frei-Werden. Dieser Prozess oder Zustand wird zuweilen auch als Transzendenz bezeichnet.

Im Laufe des Lebens werden wir also offenbar immer besser darin, zufrieden und glücklich zu sein. Das nennt man dann vielleicht auch Weisheit. Während sich das momentane Glück der Jugend durch intensive, angenehme und euphorische, aber flüchtige Momente auszeichnet, ist die Lebenszufriedenheit der Älteren tiefgreifender, beständiger, subtiler und geprägt etwa durch Gefühle der Akzeptanz, Zugehörigkeit, Ruhe und des Ankommens, die auch aus der Erfahrung kommen.

Wenige Jahre vor dem Tod nimmt die Lebenszufriedenheit statistisch allerdings wieder ab, zum Beispiel durch eine Verdichtung von Krankheiten im sogenannten vierten Lebensalter. Dennoch gleicht die Entwicklung von Glück und Zufriedenheit während der Lebensspanne insgesamt häufig einer U-Kurve, die, mit einem

Gipfel in der Jugend und einem noch höheren im Alter, von guter Gesundheit weitgehend abgekoppelt scheint. Aus den aktuellen Daten der Schweizer Hundertjährigen-Studie SWISS 100, in der 90 Prozent der Befragten angaben, mit dem Leben zufrieden zu sein, geht hervor, dass in dem Alter Glück und Gesundheit nichts mehr miteinander zu tun haben. Es lässt sich also keinesfalls pauschal sagen, dass „ohne Gesundheit alles nichts" sei, auch nicht im Alter. Diesen Befund finden wir in unseren Daten nicht! Bei männlichen Teilnehmern ist die geschilderte Abnahme der Lebenszufriedenheit vom frühen Erwachsenenalter bis zur Lebensmitte zwar stärker ausgeprägt als bei weiblichen, den grundlegenden Befund einer höheren Lebenszufriedenheit in der zweiten, vermeintlich „besseren" Lebenshälfte teilen sich Männer wie Frauen jedoch gleichermaßen.

AUF DEN SPUREN DES SINNS IM 20. JAHRHUNDERT

Den 11. September 2001 werde ich, wie so viele von uns, nie vergessen. Ich kam morgens ins Mind Body Medical Institute, als gerade das erste Flugzeug in einen der beiden Zwillingstürme des New Yorker World Trade Center gerast war. Schnell wurde ein Fernseher gefunden und installiert. Obwohl der Vorgang als solcher schon unglaublich schien, waren wir zunächst zwar betroffen, jedoch eher gefasst und mehr interessiert als persönlich involviert. Was nicht ganz stimmte, denn meine Frau und ich hatten engste Freunde in New York, wir waren auch gerade erst dort gewesen. Meine Kollegin, die an jenem Morgen kurz nach mir ins Büro kam, wohnte mit ihrem Mann in Sichtweite der Türme. Sie hatte in Manhattan ihren Hauptwohnsitz, war aber während der Woche bei uns in Boston und kam, so wie auch an diesem Tag, dienstags immer direkt aus New York. Der Weg zu ihrem Arbeitsplatz auf unserem Flur führte am laufenden Fernseher vorbei. Beim Anblick der Zerstörung sackten ihr sofort die Knie weg. Sie verstand die Situation, schrie weinend auf und fing an, wie wild zu telefonieren. Zu dem Zeitpunkt gingen wir jedoch noch alle von einem Unglück aus. Es kam bekanntlich schlimmer. Es kamen weitere Flugzeuge.

Da die betroffenen Flüge sämtlich in Boston gestartet waren und sich zu diesem frühen Zeitpunkt am Morgen noch mehrere gekaperte Maschinen in der Luft befanden, war schnell eine komplette Abschottung unserer Klinik veranlasst worden. Man befürchtete, dass auch die Harvard Medical School und ihre angeschlossenen Universitätskliniken denkbare Ziele der mittlerweile vermuteten Anschlagserie sein würden – Ausdruck des besonderen Prestiges und der Symbolkraft dieses Ortes.

Es kam noch schlimmer. Unser Trauzeuge arbeitete im World Trade Center und meine Kollegin fand in meinem Beisein heraus, dass ihr bester Freund und Pate ihres Sohnes in einem der Flugzeuge aus Boston gesessen hatte. Sie brach völlig zusammen, wortwörtlich. Ich fuhr sie später, als die Ausgangssperre für persönlich Betroffene unter Auflagen gelockert wurde, unter Beruhigungsmitteln mit ihrem Auto nach Hause.

In den Tagen und Wochen, die kamen, war alles im Ausnahmezustand. Das Visum meiner Frau lief ab, sie wurde faktisch zur „Illegalen". Doch ein beherzter Beamter des Sicherheits- und Einwanderungsamtes der Stadt Boston nahm ihren Pass und schrieb mit Kugelschreiber unter das von ihm im Dokument handschriftlich durchgestrichene Visum: „Auf unbestimmte Zeit verlängert – wegen WTC Crash". „WTC" stand für World Trade Center. Er war wohl davon ausgegangen, dass dieser eine Satz für alle Zeiten und überall, wo dieser Pass vorgezeigt werden würde, selbsterklärend sein würde. Und so war es schließlich auch.

Noch etwas konnte ich beobachten, etwas, das ich nie vergessen werde: Amerika, besser die amerikanische Gesellschaft, zeigte sich von ihrer besten Seite. Nicht nur spendeten die Menschen unmittelbar Trost, nahmen Anteil auf vielfältige und überwältigende Weise, sondern sie engagierten sich geradezu aufopferungsvoll, wiederum wortwörtlich – zu großen persönlichen, nicht nur finanziellen Kosten. Etwas Ähnliches zeigte sich Jahre später beim Attentat auf den Bostoner Marathon erneut: Etliche Menschen waren dort durch die zweite Bombe schwer verletzt worden. Und das nicht etwa, weil sie nicht schnell genug weggerannt waren, sondern weil sie nach der initialen Detonation *hin* zum Ort des Geschehens gelaufen waren, um zu helfen. Die zweite Explosion erwischte sie unvermittelt.

Es ist dieses Ganz-oder-gar-nicht, das mich an Amerika stets fasziniert.

Als wir zum nächstmöglichen Zeitpunkt nach dem 11. September nach Manhattan fuhren, um unseren Freund zu suchen, funktionierten die Handy-Netze noch immer nicht zuverlässig. Die Stadt roch nach heißem, verdampfendem Metall. Alles war improvisiert. Überall hingen Fotos und Plakate, auf denen Menschen nach Angehörigen suchten. Doch der ausnahmslos spürbare Spirit war: Wir schaffen das! Die Menschen halfen einander, wo sie konnten, und es war alles andere als eine große Depression zu spüren. Im Gegenteil: Ein großer Aufbruch, ein großes Zusammenrücken hatte stattgefunden. Die Menschen wuchsen über sich hinaus, sie rangen der größten Tragödie einen Sinn ab, fast schon eine Art Schönheit. Das Besondere und besonders Menschliche, das in uns allen wohnt und immer als Potenzial vorhanden scheint, kam zum Vorschein und breitete seine schützenden Flügel aus. Es war inspirierend und beflügelnd zugleich.

In dieser Zeit gab es viele öffentliche Zusammenkünfte zu gegenseitigen Beileidsbekundungen und Anteilnahmen, aber auch zum Aufbauen und Mutmachen. Es wurde gesungen, gebetet, geschwiegen – und gelesen. Viel gelesen. Einer der meistgelesenen und öffentlich zitierten Autoren war Viktor E. Frankl.

Seit vielen Jahrzehnten sind die Menschen von seiner Arbeit fasziniert. So auch ich. In Europa wurde er erst kürzlich und nur allmählich wieder bekannter. In den USA gelten seine Schriften als ein Must Read: Die Library of Congress, die öffentliche Bibliothek des Kongresses der Vereinigten Staaten, de facto die US-amerikanische Nationalbibliothek, listet sein Buch „… trotzdem Ja zum Leben sagen" (engl.: Man's Search for Meaning) unter den zehn einflussreichsten Büchern der Geschichte. Wissenschaftlerinnen und Akademiker, Publizisten und Künstlerinnen, Politikerinnen und Prominente, aber auch ganz gewöhnliche Menschen nennen seine Bücher regelmäßig unter den wichtigsten, die man im Laufe des Lebens gelesen haben muss.

Viktor Frankl war eine Jahrhundertpersönlichkeit. Geboren 1905 in Wien, prägte der studierte Mediziner und spätere Nervenarzt sowie Professor der Wiener Universität, mit Gastprofessuren unter anderem an der Harvard University, praktisch das gesamte 20. Jahrhundert nachhaltig und vielschichtig – weit über die Medizin hinaus. Er bewältigte dabei die dunklen wie auch die weniger dunklen Seiten für sein persönliches Schaffen und Wirken sowie die Interpretation dessen, was sein Lebenswerk werden sollte: Die Suche nach dem Sinn. Danach, was uns wirklich Mensch sein lässt. Die Frage, wie die Freiheit des Geistes und des Handelns selbst unter extremen Bedingungen fortbestehen kann. Darin der Aspekt, wie wir einen freien Willen und unsere Würde sowie die damit verbundene Verantwortung – wie auch eine Konfrontation mit Leid und eigener Sterblichkeit – in inneres Wachstum und Sinnerleben transzendieren können.

Frankl bezeichnet uns Menschen als erfolgreiche „Vergänglichkeitsbewältiger" und bescheinigte uns bereits 1946 eine „planetare Verantwortung". Er war seiner Zeit weit voraus – und wäre heute sicher ein häufiger Talkshow-Gast, ein Social-Media-Star oder Influencer.

Aufgewachsen in einem jüdischen Umfeld in Österreich verlor Viktor Frankl im Holocaust praktisch seine gesamte Familie. Als er schließlich infolge der Befreiung, nachdem er in vier verschiedenen

Konzentrationslagern der Nazis eingesessen hatte (darunter Theresienstadt und Auschwitz), wieder nach Wien zurückkehrte, war niemand da, um ihn zu empfangen. Alle Menschen, die ihm lieb gewesen waren, waren vergast, auf irgendeine andere Weise umgebracht oder zu Tode gefoltert worden, darunter seine Frau, seine Eltern und sein Bruder.

Wozu noch weiterleben?

Wie Frankl selbst beschrieb, beschloss er damals, sich zunächst noch nicht umzubringen, da er zumindest sein erstes Buch „Ärztliche Seelsorge" (engl. Titel: The Doctor and the Soul), bereits vor dem Zweiten Weltkrieg entstanden, noch einmal rekonstruieren und mit den Erfahrungen, die er gemacht hatte, erneut abgleichen wollte. So entstand ebenjenes epochale Werk, das im Deutschen den Titel „... trotzdem Ja zum Leben sagen" trägt.

Anders als die Geschichte erzählt wird, etwa, dass er sich die große Frage nach dem Sinn erst während seiner KZ-Inhaftierungen gestellt habe und damit sein Lebenswerk gewissermaßen durch den erlebten Horror aus ihm „herausgepresst" worden sei, stellte Frankl später fest, dass alles bereits im Vorfeld von ihm erdacht und in großen Teilen schon verschriftlicht worden war. So hatte er sich selbst nach eigenen Worten zum lebenden Beweis gemacht: Sein eigenes Leid – und sein Daran-Wachsen – sah er als eine Bestätigung seiner schon vor dem Holocaust verfassten Thesen an. In der Gesamtschau zeigen seine Schriften, wie früh er seine Thesen bereits in einer Klarheit und Deutlichkeit formulierte, sodass sie größtenteils über die Jahrzehnte stabil blieben. Im Grunde bis heute: zwar vertieft, aber doch nicht grundsätzlich infrage gestellt. Zugleich zeigt sein Werk, wie weit Frankl seiner Zeit voraus war oder aber, um die Perspektive zu wechseln, wie wenig wir Menschen uns seitdem weiterentwickelt zu haben scheinen.

Frankl erscheint mir heute aktueller und wichtiger denn je. Drei Aspekte in seinem Werk begeistern mich dabei besonders und verdeutlichen zugleich die Zeitgemäßheit seines Wirkens sowie einen Bezug zur heutigen Wissenschaft.

Erstens: Wie gehen wir mit unserer eigenen Sterblichkeit um? Wie können wir vor dem Hintergrund, dass der Tod unser Ende bedeutet, im drohenden Nichts also, in der unumgänglichen und endgültigen Leere, die uns umgibt und erwartet, dennoch Sinn finden?

In diesem Kontext klingt bei Frankl das schon erwähnte Konzept der Eudaimonie an, das wir schon bei Aristoteles finden: die Tatsache, dass der Mensch durch seine ureigene Lebensführung und das bloße Sein ein Lebenswerk schafft, das bereits für sich einen Sinn ergibt. Anders gesagt: dass wir mit zunehmender Lebenszeit einen immer größer werdenden „Lohn" als inneres Gefühl etwa der Dankbarkeit und Erfüllung erfahren dürfen. Als Neurowissenschaftler, basierend auf meiner eigenen Forschung, würde ich hier anfügen: dass unser hirneigenes Belohnungssystem uns im Lebensverlauf immer stärker mit Gefühlen der Zufriedenheit und Glückseligkeit belohnt.

Frankl benutzt in diesem Kontext auch das Bild eines Heubodens oder Speichers, in den wir nach einem Jahreszyklus – in der Erntedankzeit, letztlich im gesamten Lebensverlauf – die Erträge des Schaffens einfahren. Draußen sehen wir vielleicht nur das abgeerntete Feld und die trostlosen Stoppeln abgeschnittener Pflanzen, im Inneren jedoch herrscht Fülle. Frankl bringt hier die Idee einer erfolgreichen „Vergänglichkeitsbewältigung". Menschen sind demnach Produzenten ihrer Vergangenheit: Das Leben kommt von vorne und geht durch uns hindurch, wir pflügen gewissermaßen beständig durch seinen Lauf, und so liegt nicht vorne der eigentliche Sinn, sondern das von uns Geschaffene – unsere Hinterlassenschaft – ist unsere bleibende Manifestation, die eigentliche Realisation von uns, die uns keiner mehr nehmen kann. In diesem Sinne sind wir durch das bloße Leben selbst Gewinner, durch jenes schaffen wir fortwährend Bedeutung und Sinn.

Das beschreibt Phase C im bereits dargestellten ABC des Glücks: eine tiefe Glückseligkeit und Zufriedenheit, jenes Gefühl des Ankommens oder Angekommenseins, des Nicht-mehr-Wollens oder -Müssens, das sich einstellt, wenn Menschen in Dankbarkeit und Verbundenheit auf ihr Leben blicken, verbunden mit sich selbst sowie mit künftigen Generationen. Wenn sie ein Vermächtnis oder „inneres Wissen" spüren und sich für dessen Bewahrung verantwortlich fühlen. Wenn nicht mehr das Werden, sondern das Haben und Weitergeben im Mittelpunkt stehen. Dann mag innerer Frieden herrschen und auch die Leere oder das Nichts scheinen uns (fast) nichts mehr auszumachen.

Zweitens: Was genau verschafft uns Bedeutsamkeit und Sinn? Frankl gibt uns darauf drei Antworten, die von der aktuellen Glücksforschung ebenso wie von der Arbeit im eigenen Labor eindrucksvoll bestätigt werden: Der Mensch erfährt Sinn, wenn er eine Aufgabe oder Arbeit hat; wenn er lieben kann oder geliebt wird; wenn er durch Leidhaftigkeit vom Leben geprüft in der Krise über sich hinauswächst. Dabei verneint Frankl die Idee, man könne erst durch Leid echten Sinn und tiefes Glück erfahren. Keinesfalls solle man zu diesem Zweck das Leid erst suchen. Aber die bloße Tatsache, dass der Mensch „eine Tragödie in Triumph" verwandeln könne, mache uns zutiefst menschlich.

An dieser Stelle bemüht Frankl seine Idee der „Selbst-Transzendenz": Über die Fähigkeit, Verantwortung für uns selbst, aber auch für planetare Zusammenhänge zu übernehmen, in Krisen über uns selbst hinauszuwachsen, gelingt es uns Menschen, stärker ein „Wir" anstelle eines „Ichs" zu empfinden – ein tiefes Eingebundensein zu erleben und sich tatsächlich zuständig zu fühlen, über räumliche, aber auch Generationengrenzen hinweg. Voraussetzung ist jedoch, so Frankl, dass das Selbst transzendiert wird und nicht als aufgeblähtes Ich (oder Ego) im Wege steht. Auch in unseren eigenen Forschungen mit Menschen, die nach einschneidenden Lebensereignissen etwa im Rollstuhl sitzen, also ihren ursprünglich gedachten Lebensweg plötzlich nicht mehr fortsetzen können – und doch mitunter posttraumatisch wachsen, das heißt innerlich reifen und zuweilen sogar Glück, Freiheit, Dankbarkeit und tiefe Zufriedenheit erleben können –, finden sich frappierende Überschneidungen mit Frankls mehr beobachtenden Annahmen.

Drittens: Die Menschen leiden an einer „Zeitkrankheit". Bereits vor 80 Jahren stellte Frankl diese Diagnose, die er auch „Managerkrankheit" nannte. Diese entspricht dem, was wir heute Burnout nennen würden und was vormals auch Nervenzusammenbruch hieß. Dabei deutet Frankl auf den Zeitgeist als wesentliche Quelle hin, inklusive dem, was wir heute Stress oder schlicht Überforderung nennen würden, sowie auf eine erlebte fehlende innere Passung – den Verlust von Kohärenz, Resonanz und Sinn im Inneren. Es sind also äußere und innere Faktoren, die hier ein ungutes Zusammenspiel treiben.

Viktor Frankl lehrt uns, stets offen und weit zu bleiben, nicht eng und verhärmt. Und dieses selbst in aussichtslosen Situationen, selbst dann, wenn uns himmelschreiendes Unrecht angetan wird. Wenn wir als Kollektiv versagen, wie etwa im Dritten Reich, oder angesichts der aktuellen planetaren Krise. Dabei lehnt er kollektive Schuld rigoros ab, betont stattdessen die individuelle und kollektive *Verantwortung*, und er unterstreicht die Möglichkeit von Altruismus und Selbst-Transzendenz. Keinesfalls predigt er Passivität.

Ganz im Gegenteil: Wir Menschen sind nach Frankl frei. Wir können und müssen fortwährend Entscheidungen treffen. Und so ist auch die Entscheidung zum Sinn eine solche. Diese können wir jederzeit treffen, ohne Für und Wider. Ein Mensch, der so denkt und handelt, behält immer seine Würde und Selbstachtung. Er demonstriert Ungebrochenheit und einen freien Willen, der – wie schon der berühmte Harvard- Medizinpsychologe William James schrieb – eine Intention ist, weniger ein Tun. Nach Frankl ist es der Wille zum Sinn.

Es geht also weniger um eine aktive Suche als um das Sinn-Haben, darum, die Verantwortung für den Sinn zu übernehmen. Jetzt. Hier. Das sagt auch die aktuelle Wissenschaft: Nicht der Mensch, der Sinn sucht, sondern der ihn erlebt und „hat", ist der glücklichere. Und übrigens auch der gesündere.

In ähnlicher Weise räumt Frankl mit einem, wie er es nennt, „Psychologismus" auf: Von einem Pathologisieren der Psyche hält er nicht viel. Er möchte uns positiv be„geist"ern. Zwar mag es hilfreich sein, von der Seele zu sprechen und etwa gläubig oder religiös zu sein – Frankl selbst glaubte an das „Absolute", aber beides sind für ihn keinesfalls Voraussetzungen für Bedeutsamkeit und Sinnerleben. Mehr noch: Eine allzu eingreifende Seelsorge mag die geistigen Fähigkeiten des Menschen verkennen – die wunderbare „Trotzmacht des Geistes", wie Frankl es nannte.

GLÜCK IST LERNBAR

Neurobiologische Prozesse um das Glück prägen also unsere Reifung über die gesamte Lebensspanne, indem sie die „richtigen" Verhaltensweisen und die damit verbundenen positiven Erfahrungen chemisch und biologisch belohnen. Und so erfüllen wir am Ende mutmaßlich unseren Lebenszweck: Ältere Menschen spüren es augenscheinlich, wenn das der Fall ist. Befragen wir sie nach ihren Motiven, wofür sie morgens aufstehen, dann tauchen zwei Themen konsistent auf: Zum einen das Gefühl, etwas Grundsätzliches und Allgemeingültiges im Leben gelernt oder verstanden zu haben. Somit etwas weitergeben zu können, ein Vermächtnis zu haben. Zum anderen genau jenes Gefühl von innerem Frieden, etwas erreicht zu haben und „nicht mehr zu müssen", für das allein schon der nächste Tag und der übernächste, bis es schließlich zu Ende ist, lohnenswert erscheinen. Weshalb man am nächsten Morgen wieder aufsteht und den Tag angeht. Zudem gibt es häufig noch eine Dankbarkeit für all das.

Leider können wir – auch aus Sicht der Biologie – für diesen Prozess keine Abkürzung wählen, indem wir direkt von A nach C springen. Man muss wohl einmal durch das Tal der Tränen gehen, wie ich den statistischen Tiefpunkt der U-Kurve genannt habe. Man muss den unbequemen und schwierigen Herausforderungen des Lebens direkt ins Gesicht schauen, ihnen unmittelbar begegnen und sie irgendwie meistern. Das kann uns keiner abnehmen, den Weg müssen wir schon selbst gehen. Der winkende Lohn jedoch, wenn alle „Geschmacksrichtungen" des Glücks und Unglücks probiert, alle Höhen und Tiefen erfolgreich durchschritten wurden: Erfüllung. Statistisch gilt das für uns alle. Glück ist nicht exklusiv.

Der jeweilige Verlauf des Glücksempfindens über die Lebenszeit ist im konkreten Einzelfall allerdings nicht vollständig vorbestimmt und auch nicht in seinem individuellen Ablauf bereits bei der Geburt determiniert. Meditations- und Achtsamkeitstechniken sowie Religiosität und Glaube können beispielsweise den Verlauf des Glücks über die Zeit beeinflussen, ebenso wie Verbundenheit zu sich selbst oder zu einem „Höheren" – Spiritualität – oder eine geglückte kulturelle oder heimatliche Verwurzelung, Gemeinschaft und Liebe. Eine Aufgabe zu haben, die man am besten mit Hingabe bewältigt, kann ebenfalls Einfluss aufs Glücksempfinden nehmen. Sich gebraucht fühlen und geben können. Genauso wie Bewegung, praktisch in jeder Form, auch geistig. Und immer wieder Sinn und Bedeutung erleben. Keine Frage: Glück kann durch Übung geformt werden.

Das beste Beispiel dafür ist Bauer Henningsen: Als ich ihn das erste Mal in der Hausarztpraxis im Münsterland traf, hätte er gemäß der U-Kurve des ABC-Modells eigentlich, wie Frankl es ausdrückte, glücklich und zufrieden auf seinen „Heuboden", auf die Erträge seines Schaffens schauen können. Doch das Gegenteil war der Fall: Seine Ehe, seine Familie, sein Besitz, sein Leben bröckelte vor seinen Augen auseinander. Er war mit der Arbeit auf dem Hof und der Versorgung seiner dementen Frau heillos überfordert und hatte – zumindest gefühlt – keinen Menschen, auch seine Frau nicht mehr, zum Reden. Das wollte er auch nicht, weil er sich für seine Situation schämte. Seine gesamte Hinterlassenschaft schien bedroht, weil es in seinen Augen keinen mehr gab, der den Hof weiterführen wollte. Er fühlte sich isoliert, nicht mehr gebraucht und schien alles, worauf er sein Leben lang hingearbeitet hatte, zu verlieren. Und er meinte, dagegen nichts ausrichten zu können, auch deshalb nicht, weil ihn die Rückenschmerzen immer häufiger schachmatt setzten und alles schlimmer, aussichtsloser machten. Als Patient kannte er das Potenzial seines inneren Arztes gar nicht. Er gab die Verantwortung für seine Gesundheit am Tresen der Praxis ab. Die Spritze sollte alles richten. Als äußerer Arzt konnte ich jedoch auch dazu beitragen, dass es wieder zu einem Dialog in der Familie kam und Bauer Henningsen seinen inneren Arzt aktivieren konnte. Das Gespräch mit dem Sohn und die daraus resultierenden Maßnahmen sowie die Aussicht, dass einer seiner Enkel sein Lebenswerk fortsetzen könnte, brachten eine Veränderung zum Besseren. Auch das Singen im Chor half. Bauer Henningsen schöpfte nach und nach wieder Zuversicht. Gemeinsam mit seiner Familie schaffte er einen Perspektivwechsel und kämpfte sich aus dem Tal der Tränen zurück ins volle Leben. Als sich alles fügte, ging auch der Schmerz weg. Glück war also auch für ihn wieder lernbar.

Zwischen den jungen und den alten Erdenkindern gibt es eine unsichtbare Verbindung, die ihren Ursprung dort hat, wo das Leben hingeht und wo es herkommt.
Rembrandt van Rijn

Das ABC-Modell des Glücks begann vor gut zwei Jahrzehnten mit Beobachtungen aus der Grundlagenforschung. Ich leitete es aus Wissen darüber ab, welche Neurotransmitter (Dopamin, Adrenalin, körpereigenes Morphium etc.) wann in der Evolution auftraten und wie sie miteinander verstoffwechselt wurden. Darüber hinaus bestätigen mittlerweile große klinische und empirische Längsschnittdatensätze das Modell, zum Beispiel die Nurses Health Study der Harvard Medical School oder die Grant Study (auch: Harvard Study of Adult Development) sowie die UK Million Women Study. Aktuelle Erkenntnisse belegen inzwischen zusätzlich, dass eine U-Kurve des Glücks in fast allen Bevölkerungen und Ländern der Welt zu finden ist – und zwar weitgehend unabhängig von der jeweiligen Geschichte oder sozioökonomischen Lage. Die Höhe oder das konkrete Erscheinungsbild des „U" mag sich ändern, aber der Grundbefund bleibt robust.

Spannend dabei ist auch die geradezu bildliche Verbindung der beiden äußeren Hälften des U, repräsentiert durch die Enkel- und Großelterngeneration, die beiden Schenkel der beschriebenen U-Kurve, die sie aufspannenden Pfeiler, wäre das U eine Hängebrücke. Wir sprechen in diesem Kontext auch von Generativität: einer übergenerationalen Verbundenheit. Während die mittlere Generation (die Eltern) sich abrackert und im als Tal der Tränen bezeichneten mittleren Lebensabschnitt verweilt, am Tiefpunkt der U-Kurve quasi abgetaucht ist und festzustecken scheint, sucht die Jugend Spaß und Abenteuer im Außen und findet Hochmomente. Die Alten dagegen sind dankbar und zufrieden im Innen, auf der gegenüberliegenden Seite. Sie erleben dort eine eher leise Freude und Glückseligkeit. Statistisch, wohlgemerkt.

Nach Datenlage eint beide – Enkel wie Großeltern – das erhöhte Glückserleben und ein krasser Gegensatz zu den Eltern, die „auf dem Feld" bei der Arbeit sind, eingepfercht zwischen Verantwortungen, Rollen und Konflikten, oder sich gerade in einer Burnout-Klinik erholen, bevor es zurück ins Hamsterrad oder Rat Race geht. Tragende Säulen unserer Gesellschaft wären demnach, paradoxerweise, einerseits die Jungen, denen die Zukunft gehört, andererseits die Älteren und „Wissenden" – die Kultur- und Traditionsträger. Diese beiden Generationen bilden die Eckpfeiler und stabilisierenden Pole unserer Gemeinschaft.

Enden wir an dieser Stelle mit der Bibel (in Matthäus 18,3 spricht Jesus): „Ihr müsst euch ändern und wie die Kinder werden. Nur so könnt ihr ins Himmelreich kommen."

WENN ALLE BEDÜRFNISSE ERFÜLLT SIND

Seit über 20 Jahren forsche ich nun über das Belohnungssystem im Gehirn. Indirekt über die Analyse und Untersuchung von lohnenswerten Gefühlen – ausgelöst durch positive Erlebnisse, die man sich merken und wiederholen möchte – gelangte ich schon bald zum Glück. So ist aus mir über die letzten fünfzehn Jahre zunehmend das geworden, was etwas plakativ heute Glücksforscher genannt wird. Dabei war mir von Anfang an klar, dass Glück kein soziales Konstrukt oder eine rein rationale, kognitive Bewertungsleistung ist, sondern zuallererst ein Gefühl. Startpunkt war die Hypothese: Glück ist, wenn sich etwas gut anfühlt.

Diesem Gefühl bin ich dann weiter nachgegangen, seiner Bedeutung in der Evolution, in der Biologie, der Neurobiologie und schließlich in der Medizin. Der bereits erwähnte Placebo-Effekt spielt dabei ebenso eine Rolle wie die Selbstheilung, auch Autoregulation genannt. Genauso wie die Frage, was all das mit unserem Verhalten zu tun hat, mit unseren Motivationen, mit der innerer Freude. Und wiederum mit unserer Gesundheit.

Wenn wir nun über lohnenswerte Gefühle sprechen und darüber, warum ein Mensch tut, was er oder sie tut (und nicht etwas anderes), sind wir schnell bei der Analyse von Motiven und Bedürfnissen und bei der Kernfrage des Buches: Warum und wofür stehen wir morgens auf? Was treibt uns an?

Schaut man sich dazu die gängigen Modelle in etablierten, viel zitierten wissenschaftlichen Arbeiten an, tauchen besonders häufig die Namen der amerikanischen Psychologen Abraham Maslow sowie James Prochaska und Carlo DiClemente auf. Alle arbeiteten mehr oder minder vor einem halben Jahrhundert in den USA an ähnlichen Fragen. Maslow etwas davor, Prochaska und DiClemente knapp zehn Jahre später. Immer ging es darum, wonach wir Menschen unser Verhalten ausrichten und wie unsere Entscheidungen, insbesondere die Gesundheitsentscheidungen, zustande kommen.

So wichtig und bahnbrechend ihre jeweiligen Modelle waren – die Maslowsche Bedürfnispyramide etwa oder das Transtheoretische Modell von Prochaska und DiClemente –, so hatten sie doch einen zentralen Haken.

Die Neurobiologie hat uns mittlerweile gelehrt, dass Bedürfnisse und Motivationen, lohnenswerte Gefühle also, auch zeitgleich miteinander auftreten können – durchaus in einer gewissen Konkurrenz zueinander, selten aber linear und „hübsch" nacheinander generiert. Es kann also sein, dass ich beispielsweise ein Bedürfnis nach Sinnhaftigkeit verspüre, nach Bedeutung oder nach Verbundenheit und Liebe, und gleichzeitig Hunger habe. Oder, wenn es sich ergibt, Sex haben möchte. Dass ich wachsen und mich entwickeln und zugleich auch einfach nur überleben möchte. Dass ich ein Bedürfnis nach Autonomie und Freiheit habe und gleichzeitig beschützt werden und in Sicherheit sein will. Dass unbewusste Affekte oder Triebe, zum Beispiel irgendwelche Ängste, mein Verhalten genauso beeinflussen können wie rationale und bewusste Antriebe und kognitive Entscheidungen. All das kann gleichzeitig passieren und das Ergebnis wäre dann ein komplexer Mix aus Bedürfnissen und Motiven, manchmal chaotisch und mitunter gar nicht leicht vorauszusagen.

Die beanstandete Linearität der genannten Modelle wird ergänzt durch ein zweites Manko, einen weiteren Aspekt, der ebenfalls außer Acht gelassen wurde, nämlich, wie sich Bedürfnisse und Motivationen über die Zeit verändern. Die Forschungen von Maslow und Prochaska/DiClemente stammten noch aus einer Zeit, bevor die Hirnforschung so richtig Fahrt aufnahm. Damals wusste man noch nicht, ja verneinte es geradezu, dass das menschliche Gehirn plastisch ist, das heißt veränderbar in seiner Funktion (Software), ja sogar in seiner Form und Struktur (Hardware). Manchmal können sich innerhalb weniger Minuten durch Funktionsverschiebungen – Änderungen von Aktivitätsmustern, wie bei einem Computer – völlig andere Bedürfnisse ergeben, die sich dann über die Zeit sogar in der Hardware, also in der konkreten Hirnsubstanz, niederschlagen können. Dann kann das, was mich eben noch interessierte oder auch „anturnte" – was ich eben noch unbedingt wollte –, auf einmal völlig unbedeutend sein. Und umgekehrt. Das liegt daran, dass sich das Gehirn selbst durch die Benutzung und Aktivierung, durch sich wiederholende Aktivitätsmuster in seiner Struktur verändert, plastisch ist, formbar eben. Der Apparat für unsere Bedürfnisse und deren Erfüllung sowie die damit verbundenen Glücksgefühle verändern sich selbst. Ständig.

Folglich ist auch das Belohnungssystem im Gehirn in Bewegung. Das Wort Motivation kann man übrigens auch mit „Beweggrund" übersetzen und das Verb motivieren als „sich bewegen". Solche Dynamiken passieren in kurzen Zyklen von wenigen Minuten oder gar Sekunden – oder eben auch in langen Zeiträumen und trägen Prozessen, etwa über die ganze Lebenspanne. So entsteht auch das bereits angesprochene Phänomen der U-Kurve des Glücks: Dass über die Lebenszeit Phasen von besonders hohem Glück, etwa in der Jugend, im weiteren Verlauf von einer Dürreperiode abgelöst werden, dem Tal der Tränen, vor allem im mittleren Lebensalter, bevor sich schließlich im höheren Alter, in einer Phase, die wir mit einem Augenzwinkern die „bessere Hälfte" nennen, mehrere Gipfel der Lebenszufriedenheit herausbilden. Statistisch zumindest. Das Beste kommt eben oft zum Schluss.

Es gilt also zu berücksichtigen, dass sich Bedürfnisse überlagern und ändern können. Und dass sich der Apparat, der Bedürfnisse feststellt, „macht" oder steuert – das Gehirn –, sich ebenfalls verändert. Er ist formbar und formt sich selbst, allein durch Benutzung, aber auch durch die Gene und die Umstände. Durch das, was wir erleben und sind, was wir tun und was wir lassen.

Neben kurzfristig und flüchtig veränderten Aktivitätsmustern, die, wie beschrieben, auch überlagernd oder in vermeintlichem Widerspruch zueinander auftreten können, verändert sich über die Zeit der „Gesamtklang" im Gehirn, die „Orchestrierung" und seine Ausrichtung, der ganze „Klangapparat". So etwas ist ganz natürlich und normal, kann aber genauso – und dann eventuell beschleunigt – im Rahmen von Erkrankungen oder Traumata passieren, etwa nach einem Unfall, bei einer Depression oder einem Burnout.

Schließlich kommt auch noch die Medizin ins Spiel. Denn Bedürfnisse – auch gesundheitliche – sind ebenso wenig statisch und starr wie unser Verhalten oder die zugrunde liegende Hardware. Man kann immer *etwas* tun. Behandeln. Glück und Gesundheit sind prinzipiell lern-, form- und trainierbar. Vor allem, wenn äußerer und innerer Arzt Hand in Hand arbeiten. Dann geht was zusammen, wie man am Beispiel von Bauer Henningsen sehen kann. Diese integrative Sichtweise ist jedoch noch ziemlich neu für die konventionelle Medizin.

DAS ERG-MODELL ODER WAS UNS WIRKLICH MOTIVIERT

Erst nach etlichen Jahren der Arbeit mit den oben genannten Modellen, begleitet von der beschriebenen Unzufriedenheit damit, einhergehend mit dem Gefühl, dass ein wichtiger Baustein fehlte, begegnete mir das ERG-Modell des amerikanischen Psychologen Clayton Alderfer. Interessanterweise stammt es bereits aus den späten 1960er-Jahren, also grob aus der gleichen Zeit wie die weiter oben erwähnten Modelle. Es erlangte aber erst mit der aufkommenden modernen Verhaltensforschung sowie den neurowissenschaftlichen Erkenntnissen zum Belohnungssystem und zur biologischen Hardware hinter Verhalten, Motivation und Bedürfnissen einen höheren Bekanntheitsgrad.

Das ERG-Modell ist eine Theorie der Motivation und der menschlichen Bedürfnisse. Clayton Alderfer hatte es seinerzeit als Alternative zur etablierten Hierarchie der Bedürfnisse von Abraham Maslow entwickelt.

Die drei Buchstaben stehen für Existence (Existenz), Relatedness (Bezogenheit) und Growth (Wachstum) und gliedern menschliche Bedürfnisse in drei Kategorien:

1. **Existenzbedürfnisse** – umfassen physische und materielle Bedürfnisse wie Nahrung, Unterkunft, Sicherheit, finanzielle Stabilität und Gesundheit.
   Das Überleben.
2. **Beziehungsbedürfnisse** – beinhalten soziale Beziehungen, Zugehörigkeit, soziale Heimat, zwischenmenschliche Interaktionen und das Bedürfnis nach Akzeptanz, Freundschaft.
   Die Liebe.
3. **Wachstumsbedürfnisse** – beziehen sich auf das Streben nach persönlicher Entwicklung, Erfüllung des Potenzials, persönlicher Zufriedenheit und Selbstverwirklichung.
   Die Reifung.

Das ERG-Modell betont, dass Menschen gleichzeitig mehrere Bedürfnisse haben können, die nicht in einer strikten Hierarchie organisiert sind, wie es in Maslows Modell der Fall war. Wenn ein Bedürfnis frustriert oder unerreichbar ist, argumentierte Alderfer, kann sich das Individuum einem anderen Bedürfnis zuwenden, um Befriedigung zu suchen. Kein ERG-Bedürfnis darf dabei grundsätzlich ausfallen – schließlich handelt es sich um Grundbedürfnisse –, aber vor allem zählt eine positive Gesamtbilanz.

Eine weitere wichtige Idee des ERG-Modells ist die sogenannte Frustrations-Regressions-Hypothese. Diese besagt, dass Frustration bei der Erfüllung eines Grundbedürfnisses zu einer erhöhten Motivation führen kann, ein anderes Bedürfnis zu befriedigen. Bis zu einem gewissen Grad kann also ein Bedürfnis für ein anderes „einspringen“.

Das Bemerkenswerte am ERG-Modell ist für mich, dass es die Komplexität menschlicher Bedürfnisse betont und doch einfach ist. Auch wenn die von mir eingeforderte zeitliche Dynamik noch nicht im Vordergrund steht, so erlaubt es doch bereits eine dynamische Balance zwischen den Bedürfnissen und damit eine gute Annäherung an die Idee, dass alle Bedürfnisprozesse und auch das damit verbundene Glück prinzipiell beweglich, motivierbar und auch veränderbar sind.

Im Labor haben mein Team und ich in den letzten Jahren einen relativ großen Aufwand betrieben, um all die geschilderten Modelle von Glück und Verhalten in eine moderne und neurowissenschaftlich begründete, einheitliche beziehungsweise integrative Theorie zu bringen. Unter dem Obertitel „Neurobiologie des Glücks“ – mit dem gerade beschriebenen ABC-Modell als einem Grundpfeiler – hat diese Arbeit ziemlich viel Echo erzeugt. Die Relevanz für die Medizin scheint hoch zu sein, das Modell erzeugt eine sichtbare Resonanz.

Besonders begeistert mich, dass mit diesen Zusammenführungen nun auch andere Phänomene besser verstehbar und anschlussfähig geworden sind. Wenn alle „Geschmacksrichtungen“ unserer Grundbedürfnisse – oder eben des Glücks – in enger Abfolge, eventuell sogar gleichzeitig erfüllt werden, wenn wir uns in diesem Sinne also ganz erfüllt fühlen, können wir das als das Erleben eines subjektiven „Ganz-Seins“ beschreiben. Mehr noch: Dieses Ganz-Sein bringt uns fast automatisch ins Hier und Jetzt. Unsere Aufmerksamkeit rastet ein in der Gegenwart, wie ich es manchmal nenne.

Es gibt dann keinen Grund mehr, weg oder woanders hinzuwollen, weil das Hier-Sein selbst bereits die Antwort ist auf die Frage nach dem Wofür.

Wenn wir uns in diesem Sinn ganz da fühlen, erfüllt oder voll sind – quasi wunschlos glücklich in jenem Moment –, erleben wir diesen Zustand zumeist als beweglich, das heißt motivierend. Er ist positiv und bestärkend, belohnend, keinesfalls jedoch statisch, starr oder dumpf. Uns selbst erleben wir möglicherweise als umhüllt oder eingehüllt in der Gegenwart, von der Dynamik unseres Da-Seins und des gegenwärtigen Augenblicks erfasst, in dem „es" läuft. Und es läuft gut! Genau diesen Zustand nannte der aus Ungarn stammende berühmte Wirtschaftspsychologe Mihály Csíkszentmihályi einst das FLOW-Gefühl: Wir sind im Fluss des Lebens, eins mit uns und der Welt. Alles ist gut!

Verbundenheit durch Dankbarkeit

Sie können das wohltuende, stressreduzierende und auch gesundheitsförderliche Potenzial der Dankbarkeit mittels der folgenden Übungen erschließen und auf diese Weise selbst erfahren, dass es schlicht guttut, von ganzem Herzen zu danken und diese Dankbarkeit auch in konkreten Worten auszudrücken.

Ereignisse oder Momente der Dankbarkeit sammeln

Führen Sie ein Tagebuch oder einen Kalender, in den Sie jeden Tag fünf große oder kleine Dinge eintragen, für die Sie an diesem Tag dankbar sind, beispielsweise je eine in den Kategorien: Arbeit, Familie oder Freunde, Natur, Hochmomente oder einfach schöne Momente, materielle Dinge oder Erleichterungen im Alltag.
Eine Variante dieser Übung wäre, dass Sie am Abend jeweils nur eine positive Sache identifizieren, für die Sie an diesem Tag dankbar sind. Seien Sie dabei möglichst konkret und beschreiben Sie alles so plastisch wie möglich. Sie können es auch einer anderen Person erzählen, gegebenenfalls im gegenseitigen Wechsel, als eine Art Dankbarkeits-Austausch. Vielleicht auch in Form eines Zwiegesprächs oder als Dyade (siehe Seite 175). Als mögliche Erweiterung dieser Grundübung

könnten Sie auch täglich eine Sache identifizieren, für die Sie generell dankbar im Leben sind, also mit einer zeitlich breiteren und größeren Perspektive. Auch diese Erweiterung bietet sich wieder im Austausch mit einer anderen Person an. Pro Ereignis und Person dann maximal zwei bis sieben Minuten.

Neues und Gutes

Achten Sie sich jeden Tag darauf, was Ihnen Gutes passiert ist, was sich neu angefühlt hat oder was Sie wiederentdeckt haben. Teilen Sie das Erlebte Ihrem Tagebuch oder einem anderen Menschen mit. Machen Sie daraus ein wiederkehrendes Ritual und tauschen Sie sich darüber aus, zum Beispiel beim Abendbrot oder beim Frühstück am nächsten Tag.

Die Tonart bestimmen

Fokussieren Sie sich regelmäßig auf Dinge, die Sie gut können oder die Sie erreicht haben beziehungsweise die Sie gut an Ihrem Partner, Wohnort, Beruf etc. finden oder eventuell sogar bewundern. Danken Sie sich und auch Ihrem Umfeld dafür, im Geiste oder real für die Hilfe, die Sie erfahren haben, oder dafür, dass andere sich um Sie sorgen. Eine Erweiterung dieser Übung nennen wir bei uns in der Familie auch die „Gießkanne“ oder „Dusche“: Stellen Sie sich eng zusammen, halten Sie sich dabei an den Händen und schließen Sie so den Kreis. Gehen Sie dann einmal die Runde durch und lassen Sie die Gruppe zu jedem Mitglied des Kreises abwechselnd etwas sagen: Was man an ihr/ihm mag. Was sie/ihn besonders auszeichnet. Was sie/er gut kann. Und wofür jedes Gruppenmitglied die jeweilige Person mit Dank „übergießt“. So bekommt am Ende jeder von jedem – beziehungsweise von der Gruppe insgesamt – eine positive emotionale Dusche.

Das alltäglich Gute sichtbar machen

Identifizieren Sie jeden Tag bewusst mindestens eine Sache, die Ihnen hilft oder die gut ist, die Sie aber für gewöhnlich als gegeben hinnehmen und im Alltag normalerweise wenig wertschätzen. Danken Sie dieser Sache, freuen Sie sich und halten Sie das in einem Tagebuch oder in Gedanken fest.

Beginner's Mind oder Anfängergeist

Zeigen Sie Freunden, Besuchern etc. die Dinge und Orte, die Sie besonders mögen – bei Ihnen zu Hause, in Ihrem Umfeld, in Ihrem Alltag. Versuchen Sie dabei, die gewöhnlichen und zugleich schönen Dinge in Ihrem Leben mit den Augen eines anderen zu betrachten, als sähen Sie das alles zum ersten Mal.

Über Dankbarkeit sprechen

Drücken Sie Ihre Dankbarkeit gegenüber einer anderen Person aus – per Telefon, Brief, Mail, von Angesicht zu Angesicht. Studien zeigen, dass man eine solche „Nachricht" nicht unbedingt real übergeben oder abschicken muss, um eine positive Wirkung zu erfahren. Sie können alternativ auch an eine Person denken, die Ihnen einmal im Leben besonders geholfen hat, ohne dass Sie ihr dafür angemessen gedankt haben. Schreiben Sie an jene Person einmalig rund 300 Wörter. Legen Sie so genau wie möglich dar, was die Person getan oder gesagt hat. Wie Sie seinerzeit darauf reagiert haben. Und wo Sie heute im Leben stehen als Resultat des Damaligen. Wenn Sie ganz mutig sind, schicken Sie den Text an die betreffende Person. Um eine positive Wirkung zu erzielen, müssen Sie das aber nicht tun. Sie können den Inhalt auch einem Dritten vorlesen.

Generativität rückwärts

Zählen Sie 44 Dinge oder Erlebnisse auf, für die Sie Ihren Eltern (alternativ: Großeltern etc.) dankbar sind. Am besten halten Sie diese Dinge schriftlich fest. Überlegen Sie nicht zu viel dabei, sondern lassen Sie dem, was kommt, freien Lauf.

Vorbilder wertschätzen

Bringen Sie so konkret wie möglich ein Gefühl der Wertschätzung gegenüber den Menschen, die Sie als Vorbilder sehen, zum Ausdruck. Das kann ein Kollege, eine Lehrkraft, eine Mitarbeiterin etc. sein. Wie und warum inspiriert Sie diese Person? Danken Sie diesen Menschen! Auch das geht schriftlich am besten: Den jeweiligen Namen aufschreiben. Dann die Attribute notieren. Und ein „Danke!" dahinter.

Wenn einem Sinn und Glaube abhanden-kommen – Francescas Geschichte

Francesca lernte ich 2001 in Boston kennen. Während meiner Zeit als Postdoctoral Research Fellow (dt.: Wissenschaftler nach der Promotion) am Mind Body Medical Institute der Harvard Medical School war ich zusätzlich als Arzt am Beth Israel Deaconess Medical Center (BIDMC) angestellt – in der Inneren Abteilung, Sektion Verhaltensmedizin. Dort arbeitete ich auch mit Patientinnen und Patienten, in der Regel im Rahmen von Gruppenbehandlungen. Francesca war eine von ihnen.

Das BIDMC ist eines der drei großen Universitätskrankenhäuser der Harvard Medical School. Hervorgegangen aus einem Zusammenschluss mehrerer Lehrkrankenhäuser in Harvard, fungiert es gewissermaßen als Dach des Universitätsklinikums. Eine riesige Fabrik, die alles beherbergte, was die Medizin zu jener Zeit hergab, alle denkbaren Fachabteilungen, alle möglichen Spezialtherapien, aber auch allgemeine Behandlungen. Unter diesem Dach gab es neben mehreren Kinder- und Frauenkliniken auch eigenständige Kliniken für Krebsbehandlungen aller Art, für Diabetes ebenso wie für Verhaltens- und Mind-Body-Medizin. Ein ganzer Kosmos der Medizin, der wie eine kleine Stadt wirkte. Ich liebte es, durch die Straßen dieser Stadt zu gehen. Alles roch und schmeckte und klang nach Medizin und Geschäftigkeit, nach Forschung, Wissen und dem Bestreben nach Fortschritt. Nach Neugierde und Exzellenz. Und ich mittendrin wie ein Kind: begeistert und naiv.

Das BIDMC lag räumlich in unmittelbarer Nachbarschaft zu den akademischen Gebäuden und zum „Headquarter" der Harvard Medical School. Der Klinikkomplex grenzte an die den griechischen Tempelanlagen in weißem Marmor nachempfundenen Hauptgebäude dieser renommierten Einrichtung an, schloss sie quasi ein, zusammen mit dem benachbarten *Brigham and Women's Hospital*. Es gab genügend Cafés und „Foodcourts" inmitten des Universitätsareals, sodass man dort den ganzen Tag verbringen konnte. Die Wege waren kurz. Hinzu kamen noch die Gebäude der Harvard-

Zahnklinik, des Pharmazie-Colleges sowie der berühmten Harvard School of Public Health, die wiederum an die Countway Library, die Universitätsbibliothek der Harvard Medical School, anschlossen. Kurzum: Auf zu Fuß begehbarem Raum, innerhalb weniger Kilometer, kam alles zusammen, wovon ich als junger „Arzt-Wissenschaftler", wie Herbert Benson mich zu betiteln pflegte, immer geträumt hatte.

Natürlich war das alles eine Illusion, denn auch im BIDMC litten Patienten und starben, auch hier erlebte ich täglich die Begrenztheit und die dunklen Seiten der Medizin: Menschen – Patienten wie Mitarbeitende – wurden mitunter gar nicht gut behandelt. Es kam zu Machtmissbrauch, Affären, Eifersucht, Missgunst und Unzulänglichkeiten. Aber alles in allem nährte und stachelte dieser Ort jene Seite in mir an, die wissbegierig und neugierig war, die gern lernte und es liebte, mitten im Geschehen zu sein – und die dabei vielleicht manch anderes nicht gern sehen wollte. Dieser Ort blähte möglicherweise auch den narzisstischen Anteil in mir auf, aber genau dagegen versuchte ich mich zu wehren. Ich wollte unbedingt auf dem Teppich bleiben. Wie gut, dass ich zu Hause ein Korrektiv hatte: Eine Familie, die mich und meine Mängel gut kannte; wo ich einfach nur Tobias war.

Während meiner Gänge in den Pausen, etwa zum Essen, zur Bibliothek, zu Sitzungen oder zu anderen Kolleginnen und Kollegen, konnte ich – mit Schlips, Anzug und Namensschild ausgestattet – alles erleben, was mein Herz als Forscher und Mediziner erfreute. Ich identifizierte mich voll mit der Umgebung. Erst Jahre später erfuhr ich, dass das BIDMC auch noch eine andere Berühmtheit besaß: Als „House of God" kam es in einem bekannten Roman vor, wo das ganze Elend des Medizinbetriebes, ein überall herrschender Zynismus in der Ausbildung junger Ärzte und Ärztinnen, plastisch und abgründig dargestellt wurde. Man konnte das Grausen kriegen. Ich kannte jenen Abgrund von vorherigen Stationen meiner eigenen Ausbildung, aus der Zeit etwa als junger Assistenz- und Stationsarzt in Deutschland. Und doch liebte ich diese Arbeit.

Das BIDMC setzte auch die Erkenntnisse unserer Forschung zu Motivation, Mind-Body-Medizin, Entspannung, Stress und Lebensstiländerungen in Form von verhaltenstherapeutischen Interventionen direkt in der Versorgung der Patientinnen und Patienten ein, etwa in Form von Einzelbehandlungen stationär wie ambulant, aber genauso auch in Gruppen. Ein Teil unserer verhaltensmedizinischen Programme lief dabei sogar auf der Intensivstation mit kardiologischen Patienten, die zum Beispiel einen Herzinfarkt erlitten hatten. Unmittelbar im Anschluss an das akute Notfallmanagement prüfte und plante das medizinische Team die lebensstiländernden, gesundheitsförderlichen und verhaltensmedizinischen Aspekte im Einzelfall und setzte diese anschließend gemeinsam mit den Patienten um. Letztlich kam hier bereits BERN zur Anwendung, auch wenn es damals noch nicht so hieß. Diese Arbeit war sehr befriedigend, inspirierend, denn schon während der laufenden Interventionen konnte ich direkt Erfolge sehen. Nicht nur die Laborwerte der Patientinnen und Patienten besserten sich, auch ihr Aussehen und ihr Befinden veränderte sich augenscheinlich, nicht selten dramatisch. Sie blühten regelecht auf.

Francesca kam als ambulante Patientin zu uns ins BIDMC, auf Empfehlung und Überweisung eines niedergelassenen Kardiologen sowie zusätzlich eines Allgemein- und Schlafmediziners. Sie war bei beiden in Behandlung, die Kollegen arbeiteten in der gleichen Praxis. Außerdem brachte sie zahlreiche Befunde und Briefe mit, unter anderem von einem Gastroenterologen. Sie habe, so stand es auf der Überweisung, „seit Monaten nicht geschlafen", sei sehr gestresst und litte neben den Schlafstörungen vor allem unter einem Reizdarm, einem stark belastenden Wechsel von Phasen mit Verstopfung und Durchfall. Außerdem hatte sie Spannungskopfschmerzen sowie eine craniomandibuläre Dysfunktion (CMD) mit nächtlichem Zähneknirschen und Kiefergelenks- sowie Kauschmerzen. Man sah ihr an: Es ging ihr nicht gut.

Francesca war damals Mitte 50. Sie arbeitete als leitende Angestellte in einem großen, landesweit tätigen Energieversorgungsunternehmen mit Sitz in Boston und hatte fast 100 Mitarbeitende, die sie führte. An sich war sie auf dem Sprung ins Top-Management des Unternehmens, jedoch bremsten die gesundheitlichen und persönlichen Schwierigkeiten der letzten Jahre sie auf ihrem Weg aus. Schon im Erstgespräch fiel mir auf, wie ruhelos und angespannt sie wirkte. Ihre Sprache war abgehackt, schnell und hastig, die Stimme schien künstlich verstärkt, wie unter Druck. Es schien ihr schwerzufallen, den Blick zu halten, im Kontakt nicht auszuweichen. Und doch war sie zweifellos eine imposante Persönlichkeit – blond, blauäugig, schlank, sehr wach und gewinnend.

Im Gespräch hörte ich heraus, dass Francesca Mutter von zwei Töchtern war; die eine studierte bereits, die andere schloss gerade die Schule ab. Ihr Mann und sie hatten sich vor einigen Jahren getrennt, die schulpflichtige Tochter lebte bei ihr. Es kam mir vor, als steckte hinter Francescas Rastlosigkeit auch eine gewisse Scheu und Vorsicht, geradezu ein Misstrauen gegenüber der Welt. Als wenn sie sich selbst und den Menschen nicht mehr recht traute und stets auf der Hut war. Dabei war sie in einem wohlbehüteten Elternhaus aufgewachsen. Der Vater war Amerikaner, die Mutter Schweizerin. Ihre Erziehung sei streng und stark calvinistisch geprägt gewesen, berichtete sie. Der Mensch habe sich zu beweisen und müsse auch für sein spirituelles Wohl hart arbeiten. Vergnügen und „Schlendrian“ wurden gegeißelt. Man musste sich alles selbst verdienen, stets fleißig und diszipliniert sein.

Francescas Leben war lange von Erfolg geprägt gewesen. Klassenbeste, Mitglied der National Honor Society, Wirtschaftsstudium in Harvard, wo sie dann auch ihren späteren Mann kennenlernte. Sie blieben in Boston. Er war erfolgreicher Anwalt in einer großen Wirtschaftskanzlei, sie Managerin. Dazwischen die Kinder, die Familie. Alles lief gut, erzählte sie, bis sich zunehmend Kopfschmerzen und Magen-Darm-Probleme einstellten. Vor zehn bis fünfzehn Jahren sei das losgegangen. Zeitweise habe sie leichtes Übergewicht gehabt, seit mit viel Sport dagegen angegangen, manchmal nur noch „dünn wie eine Stecknadel" gewesen.

Die letzten Jahre sei die Situation allerdings zunehmend eskaliert. Die Mutter war vor zehn Jahren gestorben. Sie hatte Brustkrebs gehabt, „immer tapfer gekämpft", aber „man hatte ihr schließlich nicht mehr helfen können". Die Diagnose hatte ihre Mutter genau in dem Alter erhalten, in dem Francesca jetzt selbst war. Fünfzehn Jahre lang war „ihr Leidensweg" gegangen. Bangen und Hoffen, Operationen, Bestrahlungen, Chemotherapien, ständige Röntgen- und Laborwertkontrollen, gute Jahre, schlechte Jahre, schließlich sehr schlechte.

Die Eltern lebten damals in Upstate New York. Ihr Vater habe sehr unter allem gelitten, sei dann vor einigen Jahren an Demenz erkrankt, lebte inzwischen in einem Altersheim in Boston. Ihre eigenen Kinder habe Francesca recht spät bekommen, der Beruf und die Situation der Eltern hatten „irgendwie immer Vorrang", obwohl sie sich „eigene Kinder immer so sehr wünschte".

Seit ihrer Kindheit hatte Francesca großen Respekt, ja fast Angst vor dem Tod. Bereits als Sechsjährige, als der Großvater in der Schweiz starb, sei ihr bewusst geworden, dass „das alles hier endlich ist, dass das Leben kurz und dann einfach Schluss ist. Vorbei." Ich konnte ihr das nicht verdenken. Als Pflegehelfer hatte mich das viele Sterben ja mit ganz ähnlichen Gedanken konfrontiert. Diese Vergänglichkeit von allem hatte sie angestachelt, in der Zeit, die ihr blieb, das Maximale herauszuholen – auch für die nächsten Generationen, in der vagen Hoffnung, einmal eine eigene Familie gründen zu können. Damit es doch weiterginge. Und irgendwie hoffte sie, dass, wenn man besonders „ernsthaft glaubt, ehrlich und fleißig lebt, folgsam betet und sich auch sonst nichts zu Schulden kommen lässt", eine Art von Lohn und Erlösung winkte. Das Leiden der eigenen Eltern jedoch hatte große Zweifel an diesem Konzept aufkommen lassen.

Mit dem Tod der Mutter und dem Umzug des Vaters ins Altersheim wurde, nach langen Diskussionen mit ihrem älteren Bruder, das Elternhaus schließlich verkauft und erst vor Kurzem aufgelöst. Darüber hatte sich dann im Nachhinein noch ein schwerer Streit mit dem Bruder entwickelt. Irgendwie schien Francesca alles abhandengekommen: der Sinn, der Nutzen, die Frage nach dem Warum, Wofür und Wohin. Zuletzt gab es auch auf der Arbeit immer mehr Probleme. Mit ihrem Aufstieg im Unternehmen nahmen Missgunst und Neid zu. Francesca empfand eine zunehmende Feindseligkeit, fühlte sich ständig beobachtet, kontrolliert, hatte sogar den Verdacht, dass man ihr übel nachstellte. Hinter ihrem Rücken wurde, so meinte sie, schlecht über sie geredet, vielleicht manipulierte man sogar Unterlagen, leitete vertrauliche Mails weiter etc. Es kam ihr so vor, als würde sie immer argwöhnischer beäugt. Sie empfand sich geradezu als Fremdkörper, isoliert im eigenen Unternehmen, zunehmend allein, auf jeden Fall nicht unterstützt. Und dann kamen ihre krankheitsbedingten Ausfälle hinzu. Sie hatte versucht, diese auf ein Minimum zu begrenzen, aber manchmal waren allein die Kopfschmerzen, die Verdauungsprobleme, vor allem der Durchfall, so stark, dass an einen geregelten Arbeitstag nicht zu denken war. Auch gab es Phasen, wo ihr „so massiv das Herz klopfte", dass sie letztlich einen Kardiologen aufsuchen musste, der aber „nichts fand". Wegen des gestörten Schlafes war sie zudem ständig müde. Sie fühlte sich dann „stumpf, manchmal wie unbeteiligt und unter einer Glocke". Für all das hasste sie sich und ihr Leben, wie sie selbst sagte. Das war nicht ihr Leben! Wie konnte ausgerechnet ihr das passieren? Wo sie doch immer alles befolgt, „immer alles richtig gemacht" hatte, wie sie erzählte. „Ist das nicht unfair und ungerecht?"

Francesca präsentierte sich uns mit einer ganzen Reihe sogenannter Stresswarnsignale. Ohne Frage, sie war schwer krank und massiv überlastet, von Stressoren stark betroffen und durch die geschilderten Symptome sichtbar gezeichnet. Formal erfüllte sie alle Kriterien eines Burnouts: sozialer Rückzug und Entfremdung vom Selbst, Erschöpfung und Leistungsminderung.

Francesca war nicht allein. Ganz und gar nicht. Unzähligen Menschen erging es schon so – und geht es noch – wie ihr. Es ist ein typisches Problem des mittleren Lebensalters, auch der sogenannten Midlife Crisis. Im ABC-Modell habe ich bereits erläutert, wie sich die drei Phasen von Glück und Zufriedenheit über die Lebenszeit zeigen, zu unterschiedlichen Zeiten schwerpunktmäßig manifestieren, auseinander hervorgehen und ineinander übergehen. Francesca befand sich im Tal der Tränen, dem statistischen Tiefpunkt in der Lebensmitte, im Alter irgendwo zwischen vierzig und fünfzig, sie selbst schon etwas darüber. Eine Zeit, in der sich Glück, wie gesagt, eher wie Erleichterung und daher recht bescheiden anfühlt. Man ist glücklich, wenn man den Tag überlebt, gerade noch an der Katastrophe vorbeischrammt. Wenn die eigene Lebenskurve so eben noch innerhalb der Leitplanken bleibt und nicht über die Klippen in den Abgrund führt. An diesem Punkt befand sich Francesca, als sie zu uns kam. Das Gefühl der Verbundenheit, des „Eingebettetseins", das sich mit zunehmendem Alter vermehrt einstellt, mit den höchsten Werten der Lebenszufriedenheit jenseits der 65, statistisch sogar noch bis weit später, das war Francesca völlig fremd.

Nach dem initialen Gespräch sowie einer folgenden medizinischen Untersuchung kam sie über zwei Monate wöchentlich zu uns in die Ambulanz am BIDMC. Sie arbeitete in der Gruppe und lernte, Raum für sich selbst zu schaffen, wieder Wurzeln in sich und in ihrem Leben zu schlagen. Sich anzunehmen. Im Inneren einen sicheren Hafen zu finden. Sich als mehr gesund denn krank zu erleben. Das Heilige in sich und in ihrem Leben wiederzuentdecken. Weniger gegen Windmühlen zu kämpfen, sondern sich gut zu finden, wie sie war, statt die Fehler immer bei sich zu suchen. Eine gefühlte Verbundenheit zwischen dem Noch-Nicht und dem Nicht-Mehr zu finden. Sinn zu haben. Zu glauben. Daheim zu sein.

Verbundenheit mit dem Jetzt: Der Atem als Anker der Achtsamkeit

Eine der einfachsten Verbundenheits- und Achtsamkeitsübungen, gleichsam ein Prototyp einer definierten Meditationspraxis, ist das, was Herbert Benson seinerzeit – nach Sichtung unzähliger Meditationsformen und -traditionen – als gemeinsamen Nenner identifizierte, zuweilen heute auch als „Benson-Methode" bezeichnet. Die Wirksamkeit konnten wir eindrucksvoll nachweisen. Nachfolgend ein etwas ausführlicheres Beispiel zur Selbst-Anwendung:

- Suchen Sie einen sicheren und möglichst ungestörten Ort auf.
- Sorgen Sie im Vorfeld dafür, dass Sie nicht abgelenkt werden.
- Setzen oder legen Sie sich hin und machen Sie es sich bequem. Lockern Sie gegebenenfalls etwas die Kleidung, aber schlafen Sie möglichst nicht ein. Um das zu vermeiden, können Sie die Übung im Sitzen machen.
- Um sich zu fokussieren, überlegen Sie sich ein Wort, Bild, Geräusch, eine Zahl, einen kurzen Satz. Egal, was Sie wählen, es sollte für Sie eine neutrale oder positive, gegebenenfalls auch religiöse oder spirituelle Bedeutung haben.
- Schließen Sie, wenn Sie mögen, die Augen.
- Atmen Sie ruhig ein und aus, aber erzwingen Sie keinen bestimmten Atemrhythmus.
- Achten Sie auf Ihren Atem, das Ein- und Ausströmen der Luft zum Beispiel an den Nasenlöchern oder den Lippen sowie das Heben und Senken des Bauches.
- Sagen Sie in Gedanken beim Ausatmen Ihr Wort oder Ihren Satz, stellen Sie sich Ihr gewähltes Bild vor oder hören Sie im Geiste Ihr Geräusch.
- Einatmen, ausatmen, auf Ihre „Sache" fokussieren: Wiederholen Sie diesen Prozess, möglichst ohne körperliche beziehungsweise geistige Anstrengung oder Aufregung, etwa zehn bis zwanzig Minuten lang. Wichtig: Zu Beginn dieser Routine sind auch drei Minuten schon prima. Gehen Sie es also langsam und sanft an.

- Sie können sich einen Wecker auf die maximal zur Verfügung stehende Zeit stellen, sodass Sie, falls Sie einschlafen sollten, nicht ungewollt Zeit verlieren. Natürlich können Sie auch prinzipiell eine kürzere Dauer meditieren. Es sollte kein Zwang bestehen, die zehn bis zwanzig Minuten unbedingt erreichen zu müssen. Gerade zu Beginn einer Meditationspraxis können zehn Minuten recht lang sein. Es ist besser, Sie schaffen tatsächlich eine gewisse Zeit der inneren Ruhe, Fokussiertheit und Klarheit, eine Entspannung und Wachheit im Geist, als krampfhaft an einer Zeitvorgabe zu kleben.
- Nehmen Sie störende oder ablenkende Gedanken wahr und versuchen Sie, diese passiv zu ignorieren. Nach einer Ablenkung oder einem gedanklichen Abschweifen kehren Sie wieder zu Ihrem Atem und Ihrem Fokus zurück.
- Nach Möglichkeit machen Sie aus dieser Übung eine Art Ritual, das heißt, Sie meditieren immer zur gleichen Tageszeit, die Sie festlegen, am gleichen Ort etc. Das hilft nicht nur Ihnen, sondern auch Ihrem Umfeld dabei, sich auf Ihre Meditationspraxis einzustellen.
- Genießen Sie, dass Sie sich einen Moment der inneren Einkehr schenken. Machen Sie sich keinen Vorwurf, etwa egoistisch zu handeln, weil Sie Zeit von Ihren Mitmenschen oder der Mitwelt „wegnehmen" und für sich selbst nutzen. Machen Sie sich immer wieder bewusst, dass jene Auszeit am Ende allen Beteiligten indirekt zugutekommt.

Die vierte Dimension der Gesund-heit

Nehmen wir mal an, sie haben einen Nachbarn, der schon seit über zehn Jahren neben Ihnen wohnt. Sie unterhalten sich nicht nur häufiger im gemeinsamen Hausgang, der Ihre Wohnungen trennt, sondern haben auch den einen oder anderen netten Abend miteinander verbracht. Sie mögen sich, kennen die jeweilige Familiensituation ebenso wie den beruflichen Kontext. Sie sind einander gegenüber offen, allerdings können Sie nicht zu 100 Prozent sagen, wie es im Inneren Ihres Nachbarn wirklich aussieht.

Sie wissen, dass er geschieden ist und einen Sohn hat, der teilweise bei ihm lebt. Als Abteilungsleiter in einem mittelständischen Unternehmen ist er von frühmorgens, wenn er den Sohn zu Schule und dann selbst zur Arbeit fährt, bis zum Abend unterwegs. Der Sohn kommt nach der Schule allein nach Hause und versorgt sich zunächst einmal selbst.

Ihr Nachbar bekommt – aus Ihrer Sicht – alles gut auf die Reihe. Manchmal bewundern Sie ihn sogar dafür, auch für die Freiheiten, die er sich offensichtlich in seinem Leben leistet. Zwar scheint er manchmal etwas allein zu sein, vielleicht auch überfordert mit der Lebenssituation insgesamt, nicht zuletzt durch den pubertierenden Sohn, aber die Arbeit generell scheint ihm Spaß zu machen. Er macht auch viel Sport, sehr viel sogar. Manchmal wirkt er, als würde er regelrecht vor Gesundheit und Lebensfreude strotzen, wenngleich er in letzter Zeit latent gestresst aussah.

In einem der letzten längeren Gespräche, vor wenigen Tagen erst, erzählte Ihnen der Nachbar, dass die Firma mehrere große Projekte unlängst in seine Verantwortung gegeben habe. Manches davon, so sagte er, scheine schon bei Übernahme der Aufgabe kaum lösbar. Gleichzeitig zeigte er sich entschlossen, die Herausforderungen anzunehmen, um sich in der Firma mehr zu zeigen und weiterzuentwickeln. Dabei erwähnte er auch die spätere Ausbildung des Sohnes, möglicherweise ein Studium, wofür die Finanzierung momentan, mit dem aktuellen Einkommen, noch nicht voll gesichert sei. Ein Aufstieg in der Firma könnte also notwendig sein.

Sonstige Hobbys scheint Ihr Nachbar keine zu haben. Das aktuelle Leben als solches reicht wohl schon, ist mehr als genug. Das können Sie beobachten. Auch sehen Sie nur noch selten Besuch bei ihm, etwa von anderen Bekannten, höchstens der Sohn hat manchmal Freunde zu Gast. Eine neue feste Partnerin konnten Sie ebenfalls noch nicht ausmachen. Darüber hinaus ist Ihnen aufgefallen, dass in letzter Zeit häufiger abends laute Stimmen aus der Nachbarwohnung zu hören sind, vielleicht sogar Geschrei.

Heute Morgen begegnet Ihnen der Nachbar im Flur. Er hat einen Koffer bei sich, sieht blass und aufgelöst aus, zugleich fast wie versteinert im Gesicht. So kennen Sie ihn eigentlich gar nicht. Er erzählt Ihnen, dass er nun in eine Burnout-Klinik gehen würde und für längere Zeit weg wäre. Der Sohn sei über die Mutter versorgt, das würde er jedenfalls hoffen. Er könne sich darüber aber gerade keine weiteren Gedanken machen. So war es auf jeden Fall vereinbart, die Mutter habe es zugesagt. Sie haben einen Schlüssel für die Wohnung des Nachbarn. Er bittet sie zuletzt noch, die Blumen zu gießen. Schließlich helfen Sie ihm noch, die Koffer hinunterzubringen. Dann verschwindet er. Sie werden sich für eine längere Zeit nicht mehr wiedersehen.

NICHT AUSGEBRANNT, SONDERN UNGLÜCKLICH

Burnout – was ist das eigentlich genau? Vor nicht allzu langer Zeit wurde die Existenz dessen, was wir heute Burnout nennen, in Fachkreisen weitestgehend bezweifelt oder ignoriert. Noch heute gibt es keine einheitliche Definition oder ein einheitliches Verständnis darüber, was darunter zu verstehen sei. In den Diagnoseklassifikationen der Medizin findet sich nur ein Zusatz, der auf eine „Überlastung“ oder nicht geglückte „Anpassung“ hinweist, genauer auf eine „Schwierigkeit bei der Lebensbewältigung“. Die aktuellste Version stellt Burnout sogar in exklusive und unmittelbare Beziehung zur Arbeit, wenn lediglich von einer „Reaktion auf Stress am Arbeitsplatz“ gesprochen wird. Man diskutiert jetzt sogar, Burnout primär als Berufskrankheit zu definieren und entsprechend anzuerkennen. Generell geht die Medizin bei einem Burnout also von einer Diskrepanz zwischen gestellten Anforderungen einerseits und dem Leistbaren andererseits aus. Sehr häufig fällt in diesem Kontext, wie beschrieben, das Wort Stress.

Um es klar zu sagen: Selbst wenn dem Burnout Symptome wie Erschöpfung, Leistungseinbruch sowie ein zunehmender Zynismus – eine generelle Distanziertheit zum Leben, auch zur Familie, zum Freundeskreis, zur Kollegenschaft – attestiert werden, so gilt er noch immer nicht als Krankheit. Nicht offiziell. Wir befinden uns in Bezug auf Burnout noch immer bei einem Zustand, den die einen als Befindlichkeitsstörung (à la: „Stell dich nicht so an!“) und die andere eher als ein gewisses „Genervtsein“ abtun, anlässlich unvermeidbarer Alltagsbelastungen, die einem „schon mal über den Kopf wachsen“ können. Wieder andere Fachdiskussionen sehen im Burnout, dem sie durchaus etwas Krankhaftes zuschreiben, eine (leichte) Depression.

Seien Sie an dieser Stelle versichert: Auch angesichts der sich exponentiell auftürmenden Krankmeldungen und Fehltage am Arbeitsplatz ist Burnout eine Krankheit. Zudem ist Burnout nicht neu. Früher hieß es beispielsweise Nervenzusammenbruch, davor Neurose, wie schon der erwähnte Wiener Nervenarzt Viktor Frankl feststellte und dieses Syndrom bereits in den 1940er-Jahren als „Managerkrankheit“ bezeichnete. Burnout ist auch sicher keine Depression, nicht in seiner Reinform, auch wenn es Mischformen gibt. Man kann zum Beispiel ein Burnout und eine Depression haben, beide können sich auch gegenseitig überlagern, möglicherweise kann das eine das andere triggern. Doch sind sie fundmental unterschiedlich, wie Sie gleich sehen werden. Insgesamt externalisiert die Medizin das Burnout heute mehr und mehr. Die Ursachen liegen außen. Ich halte das für falsch.

Aufgrund meiner vertiefenden Forschungen und jahrzehntelangen medizinischen Erfahrung nutze ich inzwischen eine andere, erweiterte Beschreibung für Burnout: nämlich „Unglückserkrankung“. Dabei geht es vor allem um eine geminderte Resonanz, ein Aus-dem-Leben-Fallen, eine fehlende Passung zwischen dem gefühlten Innen und dem Außen. Man hat sich selbst verloren, ist nicht mehr mit der Welt in Einklang. Das, was man wirklich ist oder zu sein meint, was einen ausmacht, gewissermaßen die Essenz, wird nicht mehr im Außen – und am Ende vielleicht noch nicht einmal im Innen – erlebt. Das alles traf auch auf Francesca zu.

Burnout ist ein Beispiel für einen ganzen Blumenstrauß von Erkrankungen oder alarmierenden Zuständen, die sich seit geraumer Zeit in unserem Gesundheitssystem manifestieren. Sie sind einerseits Ausdruck einer eindeutig krankhaften Konstellation und haben sich andererseits ihren Weg an die Oberfläche gesucht, um sich der Medizin – dem äußeren Arzt – und damit einer Behandlungsmöglichkeit als operabel und handhabbar zu präsentieren. In vielen Fällen spricht die Medizin den Symptomen und Zuständen jedoch einen Krankheitswert ab. Ich tue das Gegenteil und würde sogar sagen, dass Burnout die erste, nahezu kollektive und universell wahrnehmbare Form – oder eben Ausdrucksweise – von chronischem Unglück ist. Ein Zustand, der zwar weder neu noch wundersam ist, und sicher zu uns Menschen von Anbeginn dazugehört, dessen Ursachen jedoch „pandemisch“ so stark zugenommen haben, dass er zu einem echten medizinischen und letztlich auch gesellschaftlichen Problem geworden ist.

Aus unseren eigenen Forschungen und denen anderer Kolleginnen und Kollegen zum Thema individuelles Glück und Lebenszufriedenheit wissen wir heute, dass Glück nur maximal zur Hälfte durch Gene und frühe Prägungen bestimmt ist, eher sogar weniger. Auch der Zufall oder „Good Luck“ sind in der Gesamtbilanz nachweislich zu vernachlässigen. Der andere, für das individuelle Leben bedeutsamere Teil ist unserem Verhalten zugänglich, ergo prinzipiell gestaltbar, und damit auch bis zu einem gewissen Grad eine Entscheidung.

Trifft, was für das Glück gilt, auch auf das Unglück zu? Vielleicht fragen Sie sich das jetzt. Keinesfalls möchte ich hier behaupten, dass Glück oder Unglück und damit auch Burnout allein in der Verantwortung des Einzelnen liegen. Ich will auch nicht sagen, dass man einfach eine rosarote Brille aufsetzen könnte oder sollte – und dann ist alles gut. Es ist natürlich viel komplexer. Auch will ich die Gesellschaft, die Arbeitswelt und die Verhältnisse überhaupt nicht aus der Verantwortung lassen.

Warum scheint dieser Zugang zum Thema Burnout dann so schwer oder verursacht solche Widerstände? Wieso verlagert die Medizin das Problem in den aktuellen Überarbeitungen der Diagnosekriterien noch weiter nach außen? Weshalb sieht sie Burnout nunmehr als reines Arbeitsproblem an, das heißt, allein extern verursacht? Warum wird es heute nahezu als Politikum aufgefasst und oft willfährig abgelehnt, den von mir angemahnten Teil der Selbstverantwortung, wenngleich wissenschaftlich gut begründet, ebenfalls anzuerkennen?

Wird Burnout also, wie gegenwärtig im Gesundheitssystem, aber auch in Teilen der Gesellschaft, wo man sich als Opfer der Verhältnisse sieht, hilflos und ausgeliefert, zumeist in die Außenwelt projiziert, dann geht es um die „krassen Verhältnisse“, in denen wir leben und für die wir natürlich nichts können. Es ist halt alles „zu viel“, objektiv kaum mehr leistbar. Das Glück wird einem quasi von außen genommen. Dabei hat all das, wie ich noch weiter ausführen werde, primär auch etwas Inneres, etwas Subjektives. Auch das Unglück, zumindest in wesentlichen Teilen.

Da man das eigentliche Problem – namentlich eine persönliche Sinn- oder Heimatkrise – im Außen, etwa beim äußeren Arzt, bislang nicht kennt, muss es sich im Gesundheitswesen in einer operationalisierbaren, messbaren oder bekannten Form den Weg bahnen und präsentieren: durch Schmerzen, Leistungsminderung oder Erschöpfung, auch über körperliche Begleitsymptome und vieles mehr. Ebenso wird manchmal eine Depression als primäres Problem angenommen, auch wenn diese beim Burnout normalerweise nicht vorliegt.

Wieso kann ich eigentlich so einfach behaupten, dass Burnout keine Depression sei? Nun, dazu haben wir geforscht. Ein paar detailliertere Aspekte daraus werde ich Ihnen gleich noch vorstellen. Vorab jedoch gibt es einen ganz simplen Befund, den Therapeuten und Mediziner, die sich mit solchen Fällen beschäftigen, immer wieder beobachten: Patientinnen und Patienten mit Depressionen, zumal mit schweren Verläufen, benötigen neben der engen therapeutischen Begleitung meist auch eine medikamentöse Therapie. Grund ist unter anderem, dass es zu einer gewissermaßen biologischen Veränderung im Gehirn kommt, die auch das hirneigene Belohnungssystem mit einbezieht. Diese Beeinträchtigung macht eine normale und gesunde Reaktion – etwa auf schwierige Lebensumstände – und den Versuch, durch einen inneren Impuls oder Antrieb daran etwas aus eigener Kraft zu ändern, faktisch unmöglich. Anders gesagt: Bei der Depression ist das Belohnungssystem selbst mit erkrankt, die Dinge fühlen sich nicht nur nicht lohnenswert an, sie sind es! Der Impuls dafür, die biologische Wurzel, ist gestört; die eigentliche Heilquelle für den akuten Moment versiegt. Bei wiederkehrenden depressiven Episoden kann eine solche krankhafte Beeinträchtigung im Belohnungs- und Motivationssystem sogar verselbstständigt auftreten. Dann braucht es nicht einmal mehr einen konkreten äußeren Auslöser für die Depression.

Aus den genannten Gründen benötigt der Heilungsprozess bei einer schweren Depression oft Wochen, wenn nicht Monate. Das

Belohnungssystem, damit auch die innere Biologie, erholt sich nur langsam – und Empfindlichkeiten oder „Vernarbungen“ können mitunter zeitlebens erhalten bleiben. Ganz anders jedoch beim Burnout: Hier bleibt das Belohnungssystem intakt. Mehr noch, das eigentliche Problem ist nahezu gegenteilig zur Depression – die Betroffenen bekommen aus dem Inneren geradezu „erzählt“, mit Nachdruck zumal, dass das Belohnungssystem in voller Bereitschaft zum Feuern ist, sich also in ständiger Erwartung gewissermaßen heiß läuft, um dann vielleicht zu „verbrennen“.

Im Spiegel des alltäglichen Lebens gibt es manchmal zu wenige Anlässe für ebenjenes Ausleben dieser Erwartung, für ein Druckablassen, also für eine Verringerung des Belohnungsdrucks beziehungsweise des Belohnungsstaus. Der soziale, spirituelle oder kulturelle Rahmen ist dafür zu eng, zu schwach oder zu fremd. Betroffene finden sich dann im Außen beziehungsweise im eigenen Leben immer weniger wieder, stochern möglicherweise im Nebel, verlieren mehr und mehr den Halt und zuletzt sich selbst. Der äußere Raum ist für all das nur der Rahmen, der Spiegel, nicht jedoch die eigentliche Quelle oder Ursache.

In einem solchen Burnout-Zustand ist man nicht mehr resonant mit der Welt, hat zu lange und zu viel einer Belohnung entsagt, sie mehr und mehr schmerzlich vermisst. So etwas passiert in besonders stressigen Zeiten entweder sehr häufig oder es wird im Stress besonders sichtbar, weil man sich, die eigene Essenz, das, was man wirklich ist, sowie die eigenen Bedürfnisse chronisch vernachlässigt. Daher heißt es oft, dass Stress der Grund sei – was jedoch nicht stimmt.

SINNKRISE ODER GEFÜHLTE HEIMATLOSIGKEIT

Genau genommen handelt es sich bei einem Burnout also um einen Mangel an erlebter Belohnung, an Lust und Freude, gewissermaßen ein emotionales Austrocknen bei vorhandener Motivation und intaktem Antrieb. Was Betroffene auch aktiv erleben – anders als bei der Depression, wo unter anderem der Antrieb massiv geschwächt ist. So leidet man beim Burnout quasi an einem gefühlten Stau an Vergnügen und Inspiration, an Lust und Entwicklung, der so massiv werden kann, dass man unter der Lawine und Belastung schließlich zusammenbricht. Äußere Faktoren, Stress und Überforderung können diesen Zustand stark begünstigen, mitunter erst den Stein ins Rollen bringen – die Lawine auslösen.

Burnout ist aber eher Ausdruck einer inneren Leere oder jenes Staus an Belohnungsimpulsen, basierend auf einer chronischen Sinnkrise oder einer gefühlten Heimatlosigkeit und damit auch einer Entwurzelung. Burnout macht die Betroffenen auf diese Weise schutzlos, gefühlt zumindest, als seien sie der Welt ausgeliefert. Jedoch ist das, wie gesagt, primär nicht äußerlich; weniger, als allgemein im Gesundheitswesen angenommen oder behauptet.

Kommen wir noch einmal auf Francesca zurück, die wir in Boston behandelt haben: Die Therapie, die sich für sie im BIDMC an das Erstgespräch und die Untersuchung anschloss, basierte genau auf jenem Mangelerleben und seiner Beseitigung – auf dem offensichtlichen Fehlen von ausreichend Sinn und Sinnlichkeit in ihrem Leben, von Bedeutung, Bedeutsamkeit und Perspektive. Sie musste sprichwörtlich zur Besinnung kommen, das Verlorengegangene zurückerlangen: Geborgenheit, Verbundenheit, auch mit sich selbst, wiedererlernen. Trotz allem. Das gelang Francesca mit den Mind-Body-Maßnahmen des achtwöchigen BERN-Programms, das ich Ihnen bereits vorgestellt habe. Bei der Abschlussuntersuchung nach einem Vierteljahr zeigte sich eine weitgehend gesunde und zufriedene Frau, die im Begriff war, das Tal der Tränen hinter sich zu lassen.

Selbst-Mitgefühl und Achtsamkeit lauten zwei Zauberbegriffe in diesem Kontext – wirksame Techniken zur Stressbewältigung und zum Spüren von Sinn und Heimat, die es auch in sich selbst zu finden gilt. Verständnis haben, Raum geben, großzügig und offen sein.

In sich hineinhorchen, anwesend sein, akzeptieren, was ist – und damit den eigenen Frieden machen. Den inneren Klang wiederfinden, in Resonanz mit sich und der Welt treten. Kontakt aufnehmen, vielleicht zu Beginn nur mit der eigenen Atmung, mit dem Heben und Senken des Brustkorbs oder Bauches. Einatmung heißt lateinisch auch „Inspiration". So wenig. So einfach. Und doch so schwer, wenn man es nicht gewohnt ist, nicht mehr in sich selbst wohnt.

An diesem Punkt ist es mir wichtig festzuhalten, dass Unglück und Burnout nicht schicksalhaft gegeben sind und einfach hingenommen werden müssen. Wir tragen wesentliche Teile der Lösung in uns selbst. Weil nun einmal, anders als bei der Depression, das hirneigene Belohnungssystem beim Burnout noch intakt ist, unterscheiden sich die jeweiligen Krankheitsverläufe ebenfalls wesentlich: Es kann passieren, dass jemand, der gerade noch damit überfordert war, am Morgen überhaupt aufzustehen, sich ein Frühstück zuzubereiten oder einen Koffer für eine Dienstreise zu packen, was schon sehr an die Antriebsminderung als Kardinalsymptom der Depression erinnert, im nächsten Moment aufblüht und voller Elan beginnt, ein Buch zu schreiben. Der Depressive würde das nicht können!

Sie glauben, das sei naiv und verklärend? Nun, die persönlichen Geschichten von Burnout-Betroffenen, die mannigfach in Bücherregalen stehen und in Bestsellerlisten eingegangen sind, sind nur ein Beleg. Nochmals: Dass Problem ist nicht, dass da generell kein Impuls oder Antrieb mehr wäre, dass da nichts sei. Das Problem beim Burnout ist eher, dass man im Grunde genommen zu lange und zu viel zurückgehalten hat. Man findet sich schlicht nicht mehr wieder in der Welt, im eigenen Leben. Die Welt hält gewissermaßen gegen einen.

Bekommt man nun als Betroffene oder Betroffener – etwa in einer Burnout-Klinik – plötzlich einen Raum, der nicht schon besetzt oder zu eng, sondern weitgehend leer, geräumig und somit frisch zu füllen ist, kann man sofort beginnen, diesen Raum zu füllen. Und so passiert das auch regelmäßig! Unter professioneller Hilfe lässt sich all das Aufgestaute mitunter erstaunlich schnell lösen. Wie bei einer Staumauer, die fällt, können Kreativität, Ausdruck, Sinnlichkeit wieder in den Flow kommen. All das war ja nicht prinzipiell geschädigt, sondern nur „verlegt", es kann sofort wiederbelebt und umgesetzt werden. Betroffene kommen, wie das Beispiel von Francesca zeigt, manchmal erstaunlich schnell wieder zur Besinnung.

Lange hatte ich geglaubt, dass Menschen, die durch ein Burnout aus ihrer Laufbahn oder dem Alltagsleben gerissen werden, schließlich aus dem Hamsterrad aussteigen wollen oder aussteigen müssen, weil sie nicht mehr in ihr altes Leben, etwa an den früheren Arbeitsplatz, zurückkehren können. Ähnliches kennen wir vom Mobbing: In der Regel endet eine chronische Mobbing-Situation damit, dass eine der beiden Parteien oder Personen, die hierfür verantwortlich zeichnen – in der Regel die gemobbte Person und nicht die ausübende –, den Arbeitsplatz verlässt. Ich hatte das für das Burnout ebenso angenommen. Doch allein die zu beobachtende Praxis, die Realität, hat mich eines Besseren belehrt. Häufig gelingt es nach einer Phase des Sich-Besinnens sehr wohl, wieder genau in die alte Struktur zurückzukehren, weil sie ja nicht die eigentliche Ursache, allenfalls Auslöser oder Spiegel gewesen war.

Auch wenn die Entwicklung eines Burnouts meist chronisch verläuft, sich der Druck erst allmählich – manchmal über Jahre – aufbaut, so ist es doch am Ende fast immer ein ziemlich akutes, mitunter geradezu dramatisches, ja eskalierendes Geschehen, das sich quasi entlädt, das Fass zum Überlaufen bringt und das ganze System beschleunigt zusammenbrechen lässt. Man dekompensiert, als sei der „letzte Notnagel" plötzlich gebrochen, fällt immer schneller und schaut oft völlig klar in den Abgrund. Genauso schnell, könnte man manchmal den Eindruck bekommen, erfolgt auch eine sichtbare Besserung, erstaunlicherweise. Durch die Arbeit an sich selbst, durch die Möglichkeit, Sinnlichkeit wieder real zu erleben, sie wieder „auszuüben" – das heißt die Sinnesorgane achtsam und bewusst anzusteuern, das Belohnungssystem wieder aktiv zu nutzen und den beschriebenen Stau abzubauen –, findet man womöglich wieder recht schnell zurück ins Leben und auf den „rechten Weg". Die Betroffenen bekommen wieder einen klaren Blick auf das eigene Leben und können mit den eigenen Potenzialen in Resonanz treten, damit auch den inneren Arzt aktivieren und so resilienter werden. Diese Praxis mag auch dazu führen, dass man nicht nur mit einer anderen Haltung, sondern auch mit mehr Kompetenzen und einem „Willen zum Sinn", wie es Viktor Frankl nennt, neu ins alte Leben eintaucht. Man kann eben, um erneut Frankl zu zitieren, „trotzdem ja" sagen.

Manchmal ist der Heilungsweg beziehungsweise sein Beginn auch einfach nur eine Entscheidung. Lassen Sie mich aus meiner ärztlichen Praxis erklären, was ich konkret damit meine. Über die Jahre konnte ich vor allem bei meinen hausärztlichen beziehungsweise allgemeinmedizinischen Patientinnen und Patienten eines immer wieder beobachten: Es kamen regelmäßig und zunehmend Menschen, die nach objektiven Kriterien, innerhalb der etablierten und zu Beginn des Buches vorgestellten drei Dimensionen der Gesundheit, nicht oder kaum krank waren. Und doch konnte ich sehen: Es ging ihnen gar nicht gut, sie waren fraglos krank. Oder sie präsentierten sich mit immer wiederkehrenden, hartnäckigen körperlichen Symptomen, etwa chronischen oder wiederkehrenden Schmerzen. Als Behandler beschlich mich zunehmend das Gefühl, dass etwas anderes hinter den Beschwerden stecken könnte.

Häufiger beobachtete ich die erste Variante. Die Menschen, die da wie ein Häufchen Elend vor mir saßen, oftmals mit einer Reihe diffuser Befindlichkeitsstörungen, hatten keine manifesten, schwerwiegenden Einschränkungen. Körperlich ließ sich kaum etwas finden, selbst mit intensivierter, auch apparativer Diagnostik nicht, oder die erhobenen Befunde passten nicht wirklich zu den Symptomen. Auch psychische Erkrankungen wie Depressionen oder Angststörungen konnte ich mit den gängigen Instrumenten zur

Diagnostik meist klar ausschließen. Besonders häufig handelte es sich um Menschen, die auch sozial bestens integriert waren, einen Job hatten, sich in der Familie und ihrem Umfeld engagierten. Im Rahmen der bio-psycho-sozialen Gesundheits- und Diagnosekriterien waren diese Leute also formal meist gesund – und doch schwer krank. Sie zogen nicht selten eine ganze Schneise von Arbeitsunfähigkeiten – Phasen längerer Krankschreibungen und Unpässlichkeiten – sowie eine fast endlose Perlenkette an Wehwehchen oder schlecht einzuordnenden Symptomen hinter sich her. Kein Zweifel, hier stimmte etwas nicht.

Und dann kam mir die Idee: Könnte es sein, dass wir es hier mit einer anderen, vielleicht einer vierten Dimension der Gesundheit zu tun haben? Und was würde diese bedingen, konkret ausmachen, woraus würde sie im Einzelnen bestehen?

Ich fragte mich: Auf welches Problem war ich in den Gesprächen mit den Betroffenen immer wieder gestoßen, welches Muster könnte eventuell dahinterstecken? Was hatte ich, was hatten wir alle bisher vielleicht beständig übersehen? Und falls wir nun – mit einem frischen Blick – ein neues Muster fänden, würde das dann möglichst viele, wenn nicht gar all jene geschilderten Fälle aufklären, sie inhaltlich erklären und unter einen Hut bringen? War das möglich? Wieder begab ich mich auf die Spurensuche.

VON DER THEORIE IN DIE PRAXIS

2014 lud mich der Präsident der Universität Witten/Herdecke von Boston nach Deutschland ein, um an einem zweitägigen Fachforum teilzunehmen. In einem Vortrag sollte ich meine Vision einer ganzheitlichen ambulanten Medizin zeichnen, was ich natürlich nur zu gerne tat. Die Einladung war auf Vermittlung des deutschen Ökonomen Otto Scharmer zustande gekommen, der vor vielen Jahren in Witten studiert hatte und bis heute mit der Uni sowie ihrem Präsidenten eng verbunden war. Mittlerweile lebte Scharmer in den USA und war durch seine Arbeiten am Massachusetts Institute of Technology (MIT) über neue Formen von achtsamer Unternehmenskultur und -führung weltberühmt geworden. Ich hatte mich einige Wochen zuvor mit ihm am MIT getroffen, weil mich als integrativ denkenden Wissenschaftler, als Mediziner und Glücksforscher sein Ansatz sehr interessierte. Mein Eindruck: Otto war wie ich ein Grenzgänger, mehr noch, ein Brückenbauer. Jemand, der lose Enden aufnimmt und verbindet, sich dabei stets von verschiedenen Seiten annähert, holistisch denkt und offen vorgeht. Die Dinge integriert, komponiert und schließlich neu arrangiert. Ein neugieriger, offener Geist, unangepasst, ein Querdenker im besten Sinne. Schon seine Erscheinung war eher die eines Künstlers oder Intellektuellen. Ein hagerer, groß gewachsener Asket, damals in seinen 50ern, fast ganz in Schwarz gekleidet, passend zum dunklen, leicht ergrauten Haar. Mit wachem Blick schaute er durch seine markante dunkle Brille. Er trug lediglich einen einfachen Rucksack, der offenbar alles enthielt, was er so brauchte, Laptop, ein paar Bücher und lose Zettel, einen Stift.

Am Ende unseres mehrstündigen und für mich sehr inspirierenden Gespräches sagte Otto mit einer gewissen Bestimmtheit: „Du musst die Wittener Uni näher kennenlernen. Was du machst, wird die interessieren. Du musst unbedingt mit denen sprechen!" Gesagt, getan. Es folgte die bereits erwähnte Einladung nach Deutschland.

Am Abend zwischen den beiden Fachtagen machte ich mich auf den Weg zu einem „Essen unter vier Augen" mit dem Wittener Uni-Präsidenten. Im sanften Spätsommerregen, noch leicht gejetlagged und zugleich gespannt, ging ich zu Fuß von meinem Hotel in der Dortmunder Innenstadt ins Kreuzviertel. In dem kleinen, eher wuseligen, unprätentiösen, voll besetzten Restaurant ging es an dem Abend ziemlich kernig zu. In diesem Moment ahnte ich noch nicht, dass der Abend eine abrupte Wendung in meinem Leben einleiten würde.

Zu jener Zeit arbeitete ich in Boston als Gastprofessor an der Harvard Medical School in einem international beachteten Team, das es sich zur Aufgabe gemacht hatte, das Recht auf informationelle Selbstbestimmung der Bevölkerung in Bezug auf ihre medizinischen Daten umzusetzen. Unter dem Motto „Nothing About Me Without Me" (dt.: Nichts über mich ohne mich) stellten wir den Bürgerinnen und Bürgern alle Informationen, die das Gesundheitssystem über sie besaß, im Original zur Verfügung. Wir machten alles transparent, was die Patienten persönlich betraf, was im System über sie existierte, sogar die ärztlichen Karteikarteneinträge. Individuell und ungeschönt legten wir „heiliges" ärztliches Wissen, auch Notizen der Behandelnden, die den Patienten normalerweise verborgen blieben, für sie offen. Durch diese informationelle Beteiligung der Betroffenen brachen wir die bis dahin vorherrschende Exklusivität der Information im Gesundheitswesen auf. Die Patientinnen und Patienten durften ab jetzt mit am Tisch sitzen, wenn sie wollten. Und sie wollten! Über 90 Prozent von ihnen nutzten dieses Angebot, den sogenannten „OpenNotes"-Ansatz, der aufgrund unserer Forschungsresultate bald verpflichtend für alle US-amerikanischen Ärzte werden sollte. Der Zugang zu den Datenschätzen erfolgte über geschützte Internetportale (engl.: Patient Portals), wie beim Online-Banking, nutzbar auch von zu Hause aus. Dieser Ansatz hatte nicht nur basisdemokratische Züge, sondern führte, wie unsere Studien zeigten, auch zu bemerkenswerten medizinischen Verbesserungen und positiven Behandlungsergebnissen. Der Behandler hielt bei einer ärztlichen oder therapeutischen Konsultation das gemeinsam Verabredete für beide Seiten sichtbar und nachprüfbar fest. In der Folge waren die Patientinnen und Patienten nicht nur besser informiert, eingebunden und beteiligt an ihrer Behandlung, sondern viel besser in der Lage, einem Behandlungsplan aktiv zu folgen, ihn wirklich zu verstehen, nicht nur zu erinnern. Sie setzten ihn im weiteren Verlauf nachweislich auch zuverlässiger um. Die

Menschen fühlten sich insgesamt empowered – eingeladen und ermutigt. Unser Forschungsteam konnte die Kraft von Information, Wissen und Beteiligung deutlich erleben und auch messen. Die Effekte waren mehr als eindrücklich. Zu diesem Zeitpunkt befand ich mich also in einem wissenschaftlich hochinteressanten, inspirierenden und wegweisenden Umfeld, in das meine bisherigen Forschungen zum inneren Arzt und zur Stärkung der Selbsthilfe- und Selbstheilungskompetenzen der Menschen – zur Selbstwirksamkeit generell – hervorragend hineinpassten.

Zudem hatte ich mit den in Boston Verantwortlichen gerade vereinbart, das Angebot, in Harvard zu bleiben und künftig von Eigenmitteln der dortigen Universitätsklinik bezahlt zu werden, anzunehmen. Das war eine große Ehre für mich, denn diese Regelung fußte auf einer Besonderheit: Normalerweise bringen Gastwissenschaftler und Gastwissenschaftlerinnen ihre benötigten finanziellen Mittel selbst mit, in meinem Fall jedoch wollte man darauf verzichten. Die Anschlussverträge waren bereits vorbereitet, auch die Wohnsituation sowie die Schulen der Kinder organisiert, sodass einer weiteren und längerfristigen Zukunft für uns als Familie in den USA – in einem bereits bekannten und heimeligen Umfeld – nichts mehr im Wege stand.

Anders als beim ersten längeren Boston-Aufenthalt vor gut zehn Jahren, als meine Frau und ich noch keine Kinder hatten und ich als Postdoc an der Harvard Medical School eingestuft gewesen war, befand ich mich nun im Rang eines Professors, dieses Mal mit einer vierköpfigen Familie. Dafür hatte ich auch meine zwischenzeitlich erlangte verbeamtete Professur auf Lebenszeit im Freistaat Bayern auf Eis gelegt, eine Beurlaubung beantragt und diese auch bekommen. Der Freistaat hatte mir großzügigerweise angeboten, jederzeit nach Deutschland auf meine Stelle an der Hochschule in Coburg zurückkehren zu können, wo ich einen Studienbereich für Integrative Gesundheitsförderung aufgebaut hatte.

Zurück nach Dortmund ins Restaurant. Das Gespräch an jenem Abend, wo es zunächst um Fachliches und Inhaltliches ging, entwickelte sich schon nach kurzer Zeit in eine andere Richtung. Nachdem ich jahrelang für eine neue und „integrative" – ganzheitliche – Medizin geworben hatte, umfassend über die Aktivierung des inneren Arztes geforscht und publiziert hatte, zu Verhaltensänderungen, Motivation und dem Belohnungssystem im Gehirn, zur Neurobiologie des Glücks, Selbstheilung und zur Mind-Body-Medizin über 300 wissenschaftliche Fachartikel und sogar mehrere Fachbücher veröffentlicht hatte, auch Studiengänge in diesem Bereich gegründet hatte, wie zum Beispiel in Bayern, Facharzt geworden war, promoviert und habilitiert, hielt mir der Präsident nun einen Spiegel vor.

„Herr Esch, wenn es jetzt für Sie die Möglichkeit gäbe, ausgestattet mit einer medizinischen Professur in Deutschland und mit ausreichend finanziellen Mitteln, Ihre Vision einer ambulanten Medizin der Zukunft nicht nur zu skizzieren, sondern diese auch tatsächlich konkret umzusetzen, dann könnten Sie wohl kaum Nein sagen?"

Ehe ich verstand, was er mir eigentlich sagen wollte, saß ich schon in der Falle. Mit meinem zuweilen losen Mundwerk und meiner allgemeinen Begeisterung für die Dinge, die ich tue, hatte ich ein so plastisches Bild zur Idee und Machbarkeit einer ganzheitlicheren und integrativen Gesundheitsversorgung vor Ort gezeichnet, dass ich jetzt bei dem angedeuteten Vorschlag, es auch selbst umzusetzen – nicht mehr nur zu empfehlen –, kaum würde zurückziehen können. Schlagartig wurde mir klar: Jetzt ging es für mich, der ich weder Risiken scheute noch Forschung allein zum Selbstzweck betreiben wollte, der ich den konkreten Mehrwert für die Menschen im Fokus hatte und gleichzeitig dazu beitragen wollte, dass sich die Medizin weiterentwickelte und erweiterte, ums Liefern. Es ging um den „Proof of Concept", die Überprüfung der Machbarkeit meiner Vision in der Realität. Es wurde persönlich. Ich musste mich der Situation stellen. Mir ging das Herz auf Grundeis.

Zurück in Boston erörterten meine Frau und ich die neue Situation, die vielen Argumente, Pros und Kontras. Es galt Visa-Fragen, arbeits- und sozialrechtliche Aspekte, familiäre Belange und letztlich die Frage nach der Zukunft für uns alle zu klären. Bei den wesentlichen Entscheidungen unseres gemeinsamen Lebens war es bis dato immer meine Frau gewesen, die am Ende das Zünglein an der Waage war. Ich fühlte den Schmerz, den gemeinsamen, den geteilten Schmerz, als sie mich schließlich anblickte und nach längerer Pause zu einem Fazit ansetzte: „Wir hatten eine fantastische Zeit hier. Alle zusammen. Aber dann ist es so."

Unsere Kinder reagierten überrascht und verständlicherweise überfordert, alles andere als freudig. Nicht vorwurfsvoll, wie es schien, doch unendlich traurig. So sieht Unglück aus. Es flossen Tränen, viele Tränen, es war kaum auszuhalten. Erst hatten wir sie entwurzelt, um gemeinsam mit uns in die USA zu gehen. Sie kannten damals die Sprache, die Menschen, die Kultur überhaupt nicht. Und doch waren Boston, Neuengland, Amerika, unser ganzes Umfeld, die Schule, die Nachbarn, Freunde, die Musik, Sport, die Landschaften – alles! – mittlerweile zur neuen Heimat geworden. Sie, wir alle waren hier zu Hause. Und jetzt sollten wir all das wieder aufgeben? Ein neuerlicher schmerzhafter Heimatverlust, ein neuerlicher Neuanfang? Deutschland schien so weit weg, war fast schon fremd geworden.

Doch dann beschlossen wir, alles auf eine Karte zu setzen. Ich löste die bereits gemachten Verträge bezüglich Klinik und Wohnung auf, und meine Frau und ich bereiteten die Rückkehr nach Deutschland vor. Ein längeres Berufungsverfahren in Witten schloss sich an. Dem Freistaat in Bayern teilte ich schließlich mit, dass ich mein „Rückfahrtticket", die Beurlaubung, nicht mehr einlösen würde, es zurückgeben wollte. Meine Überlegung dahinter: Wenn ich nach Witten gehe, um die Vision einer ambulanten Medizin der Zukunft – das „Wittener Modell", wie ich es titulieren wollte – in die Praxis zu bringen, würde das womöglich nicht allen gefallen. Es würde Widerstände erzeugen, die erdachte Blaupause einer integrativen, ganzheitlichen und patientenzentrierten Primärversorgung in Form einer völlig neuartigen allgemeinmedizinischen Universitätsambulanz, einer Art Hochschulpraxis, real umsetzen. OpenNotes, Selbstheilung und Gesundheitsförderung, ja sogar Meditation und Achtsamkeit mit der bestmöglichen konventionellen Medizin zu integrieren und dabei multiprofessionell mit verschiedenen Gesundheitsberufen zu arbeiten. Schließlich wollten wir nicht weniger als eine Systemveränderung probieren. Eine solche Form der integrativen Hausarztmedizin kannte das Gesundheitssystem hierzulande noch nicht. Zudem sollte diese neuartige ambulante Medizin inmitten der etablierten Gesundheitsversorgung stattfinden und auch nicht ergänzend, extra oder gar alternativ sein, nicht als Wellness-, Luxus-, Privat- oder Selbstzahler-Medizin erscheinen, sondern als eine Medizin für alle. Ich war damals wohl ziemlich naiv, jedenfalls hatte ich zu dem Zeitpunkt noch keinen blassen Schimmer, wie viele Widerstände es seitens des universitären Umfeldes, der ärztlichen Kolleginnen und Kollegen in Stadt und Land, der Krankenkassen und der deutschen Gesundheitspolitik tatsächlich geben würde.

Von Beginn an spürte ich die Herausforderung und war bereit, mich ihr zu stellen, aber auch den eiskalten, harschen Gegenwind. Denn bevor ich überhaupt angekommen war, bekam ich schon juristische Drohungen, unter anderem von Kollegen vor Ort, zugesandt. Mir war klar, dass ich mit dem Rückfahrtticket „verbeamtete Professur auf Lebenszeit" in der Hosentasche ständig innerlich abwägen würde, warum ich mir das überhaupt antat. Das würde sehr viel Energie saugen – Kraft, die dann nicht einem solch anspruchsvollen Projekt zur Verfügung stünde und am Ende sogar unseren Erfolg gefährden könnte. Ich musste folglich alles auf eine Karte setzen: das Ticket in die Zukunft, ohne Rückfahrschein, kein Roundtrip. Aus Bayern hörte ich noch: „Herr Esch, sind Sie wirklich sicher? Niemand sonst würde das an Ihrer Stelle machen. Sie geben Ihre gesicherte Existenz auf, sogar alle Pensionsansprüche, die gesamte Absicherung – das ist doch Wahnsinn!“

SYSTEMISCHE WIDERSTÄNDE

Kein Jahr später fand ich mich in Witten wieder. An meinem ersten Arbeitstag, einem Mittwoch im Februar, saß ich gegen 19:30 Uhr in meinem etwa zehn Quadratmeter kleinen Planungsbüro. Nach den ersten Schritten an jenem Tag an der Universität – es hieß, sich intern bekannt zu machen, die allgemeinen Abläufe kennenzulernen, den eigentlichen Arbeitsplatz einzurichten etc. – war ich dabei, die ersten Vorgänge zu veranlassen, um ein Planungsteam zusammenzustellen. Ich sichtete Budgets und erstellte Tabellen, füllte Formulare aus, steckte Stellenprofile ab, verfasste Texte für Ausschreibungen. Die Tür stand offen, ich war allein auf dem Flur im obersten Stock unter dem Dach, es war dunkel und auch etwas kalt, jedenfalls nicht heimelig. Wie es schien, waren die Kolleginnen und Kollegen anderer Bereiche und auch meine Zimmernachbarn längst zu Hause. In mir und in meinem Zimmer herrschte eine geschäftige Stille.

Plötzlich hörte ich Schritte. Dann klopfte es an meinem Türrahmen.

„Es hängt kein Schild an der Tür. Ich nehme mal an, Sie sind Herr Esch?“ Ein älterer, knorriger Mann mit sonorer Stimme guckte um die Ecke. Langsam sprechend, aber doch bestimmt, vom ersten Eindruck her knapp 80 Jahre alt, leicht untersetzt und vornübergebeugt. Vom Gesicht erinnerte er mich ein wenig an den Verhaltensforscher Konrad Lorenz oder an Alec Guinness als Star-Wars-Figur Obi-Wan Kenobi, weißhaarig und bärtig. Er schaute von oben auf mich am Schreibtisch herab und fügte hinzu: „Sie kennen mich nicht, aber Sie werden mich kennenlernen!“

Sofort wusste ich, dass es sich hier um den „Paten“ handeln musste. Man hatte mich auf ihn vorbereitet, auch vor ihm gewarnt. Natürlich hatte ich mich im Vorfeld eingelesen, doch kam die Begegnung bereits an meinem ersten Arbeitstag überraschend.

„Herr Esch, ich habe über Sie gelesen, auch Teile Ihrer Fernsehauftritte angeschaut. Sie mögen ja ein ganz netter Kerl sein, das will ich gar nicht bezweifeln. Und was sie so forschen und öffentlich berichten, das geht schon in Ordnung. Ich möchte Ihnen nur gleich am Anfang, bevor Sie jetzt einen Fehler machen, hier bei uns Ihre Existenz vielleicht aufbauen wollen, eventuell sogar Ihre Familie nachholen, die Situation erklären, die Sie natürlich nicht kennen können. Sollten Sie vorhaben, sollte es Ihr Auftrag sein, sollten Sie etwa dafür nach Witten gekommen sein, zumal aus Amerika, um hier eine Ambulanz an der Uni zu gründen, nur für den Fall, dann kann ich Ihnen gleich sagen, dass es diese Ambulanz nicht geben wird!“ Peng.

Ich sprach den Paten gleich mit seinem richtigen Namen an, waren mir doch große Teile seiner Lebensgeschichte in der Theorie bekannt. Ich hatte Berichte gelesen, Fotos und Dokumente eingesehen. Dieser Mann war trotz seines hohen Alters nicht nur als Hausarzt immer noch tätig in der Stadt. Er arbeitete auch in vielerlei weiteren Funktionen sowohl praktisch als auch administrativ, leitend oder mehr im Hintergrund, vom Pflegedienst bis zur Laborgemeinschaft. Vor allem agierte er dabei stark vernetzt, war wie eine Spinne organisiert. Überall hatte er seine Tentakel drin und besaß einen enormen Einfluss. Er residierte im Zentrum, auch gesundheitspolitisch. Er wusste, selbst später noch, immer schon vor mir, was ich erst von den Krankenkassen, den ärztlichen Vereinigungen, ja sogar aus Gremien der Uni erfuhr. Insbesondere aber fungierte er als Vorsitzender der Wittener Ärzteschaft und des entsprechend verfassten Bundes, dem über 100 niedergelassene Kolleginnen und Kollegen, über 90 Prozent der lokalen Primärversorger, angehörten. An ihm ging absolut kein Weg vorbei.

„Warum kommen Sie nicht herein und setzen sich?“, bot ich ihm an. „Wollen wir uns nicht überhaupt erst einmal gegenseitig vorstellen, uns näher kennenlernen?“ Ich schaute ihn an, versuchte dabei möglichst freundlich zu wirken. „Vielleicht verabreden wir uns einmal außerhalb der Universität, trinken gemeinsam ein Glas Wein und beschnuppern uns?“ Ich konnte allenfalls ein leichtes Lächeln in seinen Mundwinkeln erhaschen. „Sie wissen ja noch nicht viel über mich“, versuchte ich weiter zu werben. „Darf ich Ihnen den einmal in Ruhe und ausführlich vorstellen? Möglicherweise gibt es ja etwas, das wir gemeinsam unternehmen können. Wo auch Ihre Ziele mit integriert sind, wir zusammen eine Win-win-Situation schaffen können. Vielleicht hören wir uns erst mal gegenseitig zu.“

Nachdem er sich, ohne auf meine Fragen zu antworten, auf den einzigen freien Stuhl in meinem Büro gesetzt hatte, öffnete der Pate die lederne Aktentasche, die er mitgebracht hatte. Das Zimmer war so klein, dass ich, kaum hatte er sich niedergelassen, die Tür nicht mehr schließen konnte. Es war eine groteske Situation: Die offene Tür, der Pate quasi schon wieder im Gehen begriffen, halb auf dem Stuhl sitzend, mich nicht weiter anguckend, dabei seine Aktentasche befingernd. Offensichtlich suchte er ein Papier.

„Sagen Sie, warum wird es keine Ambulanz geben?“, versuchte ich in die entstandene Pause hinein zu sondieren.

Der Pate unterbrach seine Suche und schaute mir direkt in die Augen: „Weil ich es nicht will!“ Dann zog er aus seiner Tasche einen Zeitungsausschnitt hervor. „Herr Esch, ich bin mir sicher, dass man Sie hier nicht richtig eingeführt und vorbereitet hat. Das wollte ich heute tun, an Ihrem ersten Arbeitstag, wie ich hörte, damit Sie es sich noch einmal überlegen können.“ Nach einer rhetorischen Pause setzte er fort: „Wissen Sie, dass an Ihrem Vorhaben schon mehrere Personen vor Ihnen gescheitert sind? Sowohl der aktuelle Präsident als auch vorherige Präsidenten hatten es schon versucht.“ Er legte mir den Zeitungsausschnitt vor, der, wie ich am Datum sah, mehrere Jahrzehnte alt war. „Sie alle sind gescheitert. Von Anfang an. Ich habe sie alle überlebt, sehen Sie?“

Ich las die Überschrift, schaute mir das Bild mit dem Paten und dem Gründungspräsidenten der Uni an.

„Und woran lag es, dass sie scheiterten?", unterbrach er mein Lesen und lieferte nach einer kurzen Pause die Antwort: „Nun ja, ich wiederhole mich ungern, aber ich hatte, vorsichtig ausgedrückt, etwas dagegen." Nach einer weiteren, etwas längeren Pause schloss er: „Herr Esch, machen Sie keinen Fehler!"

Dieses erste Gespräch machte den Auftakt einer ganzen Serie von Gesprächen, immer spätabends, niemals vor 19:30 Uhr, über ein gutes Jahr hinweg. Doch all diese Runden waren letztlich von Erfolg gekrönt. Nach mehrmonatigen Verhandlungen auch mit den Krankenkassen, die schließlich zu einer formalen Anerkennung und offiziellen Zulassung unserer Universitätsambulanz führten, erreichten wir endlich das nächste Etappenziel. Wir durften starten! Dahinter stand auch eine Einigung mit allen Krankenkassen in Deutschland, sodass nicht nur privat Versicherte, sondern auch die gesetzlich Versicherten unsere Ambulanz würden nutzen können und eine durchgängige Bezahlung und somit die Existenz unserer Tätigkeit gesichert war. Ab jetzt konnten sämtliche Patienten aus allen primärmedizinischen Bereichen – quasi jeder, der nicht operiert werden musste – ohne Überweisung, nur mit ihrer Chipkarte, einfach und unbürokratisch zu uns kommen und entsprechend ganzheitlich und integrativ behandelt werden. Hurra, was für ein Durchbruch!

Nachdem wir die finanziellen Grundlagen für die spezifische Planung gelegt, den Bau auf über 500 Quadratmetern vollendet, den Dauerbetrieb unserer Universitätsambulanz in weiteren zähen, diplomatischen und aufwendigen Verhandlungen vor allem mit den Kassen etabliert und alles schwarz auf weiß vertraglich zugesichert bekommen hatten, kam es 2019 nach insgesamt dreieinhalb Jahren zur feierlichen Eröffnung der „Universitätsambulanz für Integrative Gesundheitsversorgung und Naturheilkunde". An diesem Ort betrieben wir das, was mein Team und ich schlagwortartig auch

„Allgemeinmedizin plus“ oder eben „Integrative Primärversorgung“ nannten.

Wir waren am Ziel der Entwicklungs- und Gründungsphase angekommen: eine echte ambulante Medizin der Zukunft. In dieser Universitätsambulanz sollte das Zusammenspiel der bestmöglichen Hausarztmedizin – eine Integration von Allgemeinmedizin, Innerer Medizin, Rheumatologie, Schmerz- und Naturheilmedizin – mit OpenNotes, Selbstheilung, Gesundheitsförderung und Mind-Body-Medizin real stattfinden. Für diesen Zweck mussten wir ein neues Praxisverwaltungssystem installieren, das in der Lage war, digitale Gesundheitsportale für die Patienten über das Internet zu erzeugen und zu verwalten. Wir mussten ganz neue Gesundheitsberufe denken und diese letztlich kreieren, ausschreiben, besetzen, wie etwa „Therapeut/in für Gesundheitsförderung“ oder „Casemanager/in“.

Die Eröffnung war nicht nur faktisch, sondern auch symbolisch ein großer Erfolg. Für die Universität insgesamt, für unser bis dahin zusammengestelltes Gründungsteam aus etwa zehn Personen, den inneren Kreis, genauso wie für mich ganz persönlich. Neben den Honoratioren der Stadt, der Bürgermeisterin der Stadt Witten, viel Prominenz über die lokalen Grenzen hinaus, sprach schließlich – tatsächlich! – auch der Pate im Namen des Netzwerkes der Wittener Ärzteschaft, die er vertrat, ein formales Grußwort. Wir waren in der Welt. Angekommen, um zu bleiben.

Wir wollten lernen, ob ein solcher Ansatz auch wirklich aufgeht, sehen, ob wir über Forschung und eine wissenschaftliche Begleitung zeigen können, dass es ebenso einen Mehrwert für die Patienten gibt wie auch für die beteiligten ärztlichen und therapeutischen Gesundheitsberufe, für die Arbeits- und Lebenszufriedenheit, natürlich auch für die Qualität der Behandlung, für die medizinischen Ergebnisse, möglicherweise sogar unter Einsparung von Kosten. Ein erstes begleitendes, größeres Forschungsprojekt tauften wir „Glück und Achtsamkeit in der Arztpraxis“.

Für all diese Aufgaben und Funktionen wurde ich neben meiner Professur nicht nur zum Lehrstuhlinhaber und Institutsleiter ernannt, sondern zusätzlich zum Prodekan für Organisationsentwicklung, und damit in den Vorstand der Fakultät berufen. Das ermöglichte mir, mich auf allen Ebenen zu engagieren. Die Dinge waren anstrengend, aber sie liefen gut und tun es noch. Die Ambulanz ist bis heute eine große Freude – und ein sichtbarer Erfolg. Sie wächst weiter und erfreut sich großer Beliebtheit. Keine zwei Jahre nach der Eröffnung berichtete das British Medical Journal ausführlich über *The Witten Model* und unsere Idee einer neuen integrativen hausärztlichen Primärversorgung, die mit Transparenz, ganzheitlicher Kommunikation und offener Dokumentation gekoppelt ist und vor allem in expliziter und struktureller Verbindung mit der Salutogenese und Selbstheilung steht. Wir haben mehrere Wissenschaftlerinnen und Wissenschaftler angestellt, die allein für die Erforschung dieses Modells zuständig sind. Wir sind ein lernendes System. Wir sind nie fertig, wollen stets besser werden, alles möglichst genau verstehen und uns ständig weiterentwickeln. Dazu gehört auch die Lehre, die ein zentraler Bestandteil des Konzeptes ist. Schließlich bilden wir zukünftige Generationen von Medizinerinnen und Medizinern aus, ebenso wie zahlreiche weitere Gesundheitsberufe.

EIN MANGEL AN VERBUNDENHEIT

Bei der Arbeit mit Patientinnen und Patienten war mir immer wieder aufgefallen, dass viele von ihnen und auch unabhängig von ihren individuellen Beschwerden die eine oder andere Form von Entwurzelung in ihrem Leben ansprachen. Einige schienen sogar ständig in Wanderbewegungen involviert zu sein. Dabei entfernten sie sich, wie es aussah, zusehends von einer imaginierten Mitte oder einem festen, verlässlichen Kern. Oder sie wurden davon fremdbestimmt entfernt. Andere empfanden es so, als sei ihre Umwelt in eine profunde und unaufhaltsame Umwälzung geraten, wie eine Art „Wanderdüne". In jedem Fall aber war für all diese Menschen scheinbar „alles" in Bewegung geraten, was wiederum ein Gefühl der Unsicherheit mit sich brachte, das sich zunehmend verstärkte. Wieder andere fühlten sich einfach nicht mehr recht „zu Hause" in ihrem Leben, nicht mehr wohl am konkreten Wohnort, in ihrem Job, dem Kollegium, in der Nachbarschaft, im Freundeskreis, in der Familie oder Partnerschaft. Irgendwo schien es bei fast jedem zu klemmen. All diese Menschen begannen an irgendeinem Punkt, mit sich und dem eigenen Leben zu fremdeln, so mein Eindruck. Es fehlte ihnen an Sinn oder Heimat. Oder an beidem. Es fehlte an Bedeutsamkeit: an verlässlichen Beweggründen. Man wusste nicht mehr recht wofür.

Darüber wollte ich mehr erfahren. Also stellte ich unter anderem konkrete Fragen nach dem Sinn und danach, was wirklich wichtig war im Leben dieser Menschen. Welche Motive sie hatten, was sie inspirierte, wofür sie jeden Morgen aufstanden. Immer gezielter bohrte ich nach. Dabei zeigte sich, dass ich in ein wahres Wespennest hineingestochen hatten. Es betraf offenbar viele Patienten, sehr viele. Im Lauf der Jahre schälten sich immer klarer zwei Typen heraus – zwei verwandte, aber doch leicht unterschiedliche Formen von Krise und Unglück, von Unzufriedenheit oder gar Verzweiflung, die den Boden für die jeweiligen Krankengeschichten zu bilden schienen.

Nehmen wir einmal an, mein Team und ich haben einen Menschen identifiziert, der in die zugegebenermaßen riesige Gruppe der chronisch Unglücklichen oder Unzufriedenen gehört. Haben wir das erkannt, gibt es jetzt zwei Möglichkeiten sowie eine Überschneidung zwischen beiden (das sind dann wohl die ärmsten Patienten):

Da ist zum einen die Person, die einen Sinn für sich im Leben verloren hat oder nie hatte. Ich ordne in diesen Kontext im Übrigen auch einen fehlenden Glauben ein, einen Mangel an Spiritualität, an Inspiration und Begeisterung. Solange es keine schwereren Krisen gab, war die Frage nach dem Sinn möglicherweise irrelevant. Man machte halt sein Ding. Wurden die Zeiten auf einmal rauer, passierten Veränderungen im Außen oder wurden einem abverlangt, sei es durch Krankheiten, Verlusterlebnisse, Umwälzungen in der eigenen Entwicklung oder im Umfeld, dann fehlte möglicherweise – auch durch eine fehlende Antwort auf die Frage nach dem Sinn – ein wichtiger Puffer, eine wichtige Ressource. Zentrale Gesundheitsschutzfaktoren und protektive Widerstandsressourcen, um die Belastungen des Lebens, den Stress abzufedern, waren gemindert und die Betroffenen weniger resilient. Dabei konnte es sein, dass diese Menschen selbst angesichts jener Sinnkrisen dennoch in ihrem Leben verwurzelt waren, das heißt zu Hause, kulturell und sozial gut eingebettet. Dass sie auf einem festen Boden standen, gut begleitet und unterstützt von einem intakten sozialen Netz. Sie waren also nicht heimatlos, sondern empfanden einen Bedeutungsverlust gegebenenfalls durch fehlende Sinnhaftigkeit, vielleicht auch einen Mangel an Sinnlichkeit, wie bereits beschrieben. Bauer Henningsen ist ein Beispiel für so eine Person.

Und dann ist da zum anderen die Person, die zwar grundsätzlich für sich die Frage nach dem Sinn bejaht, also einen persönlichen Sinn kennt, nie verlor oder infrage stellte, sich *selbst* aber trotzdem verloren hat. Dieses Mal durch den Verlust an Heimat – einem tragenden Boden, einem festen Halt –, durch eine nicht vorhandene oder unzureichende soziale Unterstützung, durch das Fehlen einer kulturellen oder sozialen Einbettung und Verbundenheit, letztlich also den Mangel an Beheimatetsein im Leben. Denken Sie hier zum Beispiel an jemanden, der täglich in die Firma oder Schule geht, sich dort allerdings schlichtweg fremd fühlt. Denken Sie an Menschen mit Migrationshintergrund, vielleicht Geflüchtete. Denken Sie an Personen, die sich an ihrem Wohnort, in der Nachbarschaft, in der Partnerschaft nicht (mehr) wiederfinden, sich nicht spiegeln können, weil die Resonanz fehlt.

Beide beschriebenen Typen oder Gruppen haben eines gemeinsam: Das Erleben einer fehlenden Verbundenheit, sei es mit dem Boden, auf dem man steht, mit dem begleitenden Umfeld, das einen trägt oder an die Hand nimmt, oder mit etwas „Höherem". Dieser Mangel an Verbundenheit bedingt oder fördert den mehrfach erwähnten Belohnungsstau oder die Verschlimmerung einer quälenden Leere und damit auch einen Verlust an Bedeutung, ein Erleben von Bedeutungslosigkeit.

Schließlich gibt es eben noch die Gruppe der Patienten, wo sich beides überschneidet, weil sie weder Sinn noch Heimat kennen. Beides entweder nie besessen oder alles verloren haben. Wir dürfen ja nicht vergessen, dass in der heutigen Zeit für viele Menschen ein Sinn-, Heimat- oder Bedeutungsverlust generell mehr als nachvollziehbar erscheint, geradezu logisch, weil vieles unsicher geworden und in Bewegung geraten ist. Dass mitunter auch jenes dringend benötigte Zutrauen zu einer guten, einer besseren Welt, in der man selbst wirksam sein kann, fehlt. Nehmen wir die planetare beziehungsweise die Klimakrise als Beispiel: Wir haben es zurzeit, möchte man meinen, mit einer kollektiven Ohnmacht sowie einer grassierenden „Nicht-Festgelegtheit" zu tun. Alles ist möglich, alles ist im Fluss. Und alles scheint bedroht. Wir leben in einer durch und durch mobilen Gesellschaft, zunehmend auch im digitalen Raum, in virtuellen Realitäten. Was ist noch echt und authentisch – und was bleibt? Wer gibt uns Orientierung? Worauf können wir uns noch verlassen? Was trägt uns noch?

Zusätzlich befördert die Künstliche Intelligenz aktuell das unterschwellige – oder auch sehr deutliche – Gefühl, dass es keinen festen Bezugsrahmen mehr gibt. Sogar die Sprache gerät offenbar ins Rutschen, zum Beispiel durch das Gendern, auch wenn Sprache immer veränderbar war. Kulturell gibt es gefühlt immer weniger Verlass, genauso im Bereich von verfasstem Glauben und Religiosität, wo viele ein allgemeines, aber unaufhaltsames Wegbröckeln oder Abschmelzen bemerken oder spüren. All diese Schilderungen und Beobachtungen sind bis hierhin eher anekdotenhaft, das heißt nicht wirklich systematisch. Aber sie halfen mir schließlich, eine konkrete Idee zu gewinnen und wissenschaftliche Hypothesen zu bilden. Daraufhin starteten wir an der Universität Witten/Herdecke mit systematischen Befragungen im beschriebenen Kontext, etwa mit Hilfe des ESH-Fragebogens – Experiences of Salience and Happiness, zu deutsch: Erfahrungen von Sinnhaftigkeit und Glück –, und lobten unter anderem ein vertiefendes, mehrjähriges Forschungsprojekt aus.

Der ESH-Fragebogen

1. Wie glücklich sind Sie jetzt gerade?
Antwortskala 1 (wenig) bis 5 (sehr): _____

2. Wie zufrieden sind Sie mit Ihrem Leben allgemein?
Antwortskala 1 (wenig) bis 5 (sehr): _____

3. Was ist Ihnen wirklich wichtig im Leben? *(3 offene Antwortmöglichkeiten)*

____

____

____

4. Wie alt sind Sie? __________ Jahre

5. Leben Sie in einer festen Partnerschaft? ○ ja ○ nein

6. Haben Sie Kinder? ○ ja ○ nein

7. Haben Sie Enkelkinder? ○ ja ○ nein

8. Fühlen Sie sich eher gesund? ○ ja ○ nein ○ dazwischen

9. Gehen Sie aktuell einer beruflichen Tätigkeit oder einem Studium nach?
○ ja ○ nein

10. Bereitet Ihnen Ihre finanzielle Situation oft Sorgen?
○ ja ○ nein ○ manchmal

11. Sind Sie eher gläubig/religiös? ○ ja ○ nein

12. Wo wohnen Sie aktuell?
○ Metropole (1.000.001 oder mehr Einwohner)
○ Großstadt (100.001 bis 1.000.000 Einwohner)
○ Mittelstadt (20.001 bis 100.000 Einwohner)
○ Kleinstadt oder ländlicher Raum (bis 20.000 Einwohner)

13. Welches Geschlecht haben Sie?
○ weiblich ○ männlich

Das brachte den Durchbruch! Im Weiteren analysierten wir beispielsweise intensiv die Frage, wie viel vom Burnout, als Beispiel für die von mir beschriebenen Unglückserkrankungen, und seinem aktuell zu beobachtenden „pandemischen" Auftreten erklärt werden konnte, wenn man eine vierte Dimension der Gesundheit – die der Bedeutung sowie Verbundenheit mit Sinn und Welt – hinzunimmt. Wenn, ganz generell, das Subjektive in ein ganzheitliches Modell von Medizin und Gesundheit integriert wird. Mittlerweile bin ich überzeugt, den allergrößten Teil, wenn nicht gar fast alles.

In der Folge schlug ich schließlich vor, dem allgemeinen Gesundheitsverständnis, also der bisher dreidimensionalen Definition von Gesundheit, jene vierte Dimension auch formal hinzuzufügen: die spirito-kulturelle Dimension, hier zusammengefasst als die subjektive oder Bedeutungsdimension. Mit einem Augenzwinkern beschreibe ich die Gesundheit nunmehr als bio-psycho-sozio-spirito-kulturell. Unsere Forschungen bestätigen mittlerweile diesen Ansatz.

Wir können heute ebenfalls sicher sagen, dass das Erarbeiten einer persönlichen Bedeutung im Leben – oder einer empfundenen Bedeutsamkeit – als starkes „Gegenmittel“ gegen Krisen jedweder Art – vereinfachend zusammengefasst als Stress – wirken kann.

DIE REALITÄT EINER VISION

Im Kern dieses neuen Ansatzes steht die Befähigung der Patientinnen und Patienten zur Selbstfürsorge – zur konkreten Selbsthilfe und Selbstheilung. Es geht um die bessere Einbindung und Aktivierung der Selbstwirksamkeit, damit sie einen eigenen und substanziellen Beitrag zum Gesundheitserhalt und zum Behandlungsprozess insgesamt leisten können.

In unserer Ambulanz ist die Selbstheilung kein Lippenbekenntnis, kein Label oder Marketing-Effekt, sondern eine zentrale Aufgabe. Wir praktizieren hier das, was ich 20 Jahre zuvor in Boston das „BERN-Prinzip“ nannte. Die evidenzbasierten, wissenschaftlich gesicherten und wichtigsten Säulen von Gesundheitsförderung und Mind-Body-Medizin, die alles zusammenfassen, was der innere Arzt beziehungsweise was man selbst tun kann, um nicht primär pharmakologisch oder allein äußerlich-ärztlich behandelt zu werden. Zur Erinnerung: BERN steht für *Behavior* – Verhalten, *Exercise* – Bewegung, *Relaxation* – Entspannung und *Nutrition* – Ernährung. Wer BERN konsequent anwendet, kann das eigene Leben statistisch gesehen um über 20 Jahre verlängern – hat jüngst die Harvard University publiziert.

Es geht hier aber nicht um ein Entweder–Oder. Stattdessen hilft BERN, eine Haltung zu entwickeln und Kompetenzen zu stärken, die Patienten nachweislich zu mehr Widerstandsfähigkeit verhelfen, ihr inneres Potenzial heben, sie beteiligen, Heilung auf diese Weise insgesamt wahrscheinlicher machen. Wir sprechen von einer Integrativen Medizin beziehungsweise einer Integrativen Gesundheitsversorgung, weil es darum geht, eine Behandlung so umfassend effektiv wie möglich und selbstregulativ zu gestalten. Vielleicht keine Wunder zu vollbringen, aber die Individuen dennoch nachhaltig dabei zu unterstützen, salutogenetisch auf sich selbst einzuwirken.

In der Praxis unserer Arbeit setzen wir dieses Prinzip dadurch um, dass wir die Patientinnen und Patienten schon beim ersten Kontakt in ihrer eigenen Sichtweise annehmen und wirklich verstehen wollen. Ihre Beweggründe, Sorgen und Ängste, die eigenen Vorstellungen und Konzepte, mit denen sie zu uns gekommen sind, bekommen Raum. Wir möchten die Menschen möglichst umfassend und unverfälscht kennenlernen. Dafür laden wir sie ein, auch ihre ganz eigene, genuine Sprache zu nutzen. Zum Einstieg verwenden wir etwa die sogenannten Kleinman-Fragen meines Bostoner Kollegen Arthur Kleinman:

- Wie würden Sie Ihre Beschwerden nennen?
- Was, denken Sie, ist die Ursache Ihrer Beschwerden?
- Warum, denken Sie, sind Ihre Beschwerden gerade zu diesem Zeitpunkt aufgetreten?
- Was macht Ihre Erkrankung mit Ihnen? Wie erklären Sie sich das?
- Wie ernst, glauben Sie, ist Ihre Erkrankung? Wird sie lange andauern oder schnell besser werden?
- Was sind die Hauptprobleme, die Ihre Erkrankung versursacht hat?
- Wovor haben Sie am meisten Angst bezüglich Ihrer Erkrankung?
- Welche Art von Behandlung brauchen Sie Ihrer Meinung nach?
- Was sind die wichtigsten Ergebnisse, die Sie sich von einer solchen Behandlung erhoffen?
- Welche Bedenken haben Sie bezüglich der Behandlung?

Oder wir fragen die Menschen, die zu uns kommen, mittels des bereits erwähnten ESH-Fragebogens, wie glücklich sie im Moment sind, wie zufrieden mit ihrem Leben insgesamt und schließlich, was ihnen wichtig ist, letztlich, wofür sie morgens aufstehen. Die Patientinnen und Patienten lernen das Team – Ärzte, medizinische Fachangestellte, Casemanager, Therapeuten für Gesundheitsförderung – bereits beim Erstkontakt genauer kennen. Sie alle wollen mehr über die Patienten erfahren, über ihre Motivationen, ihr Leben, und wo es Möglichkeiten für Verhaltensänderungen und gesundheitliche Verbesserungen des Lebensstils gibt. Und zuallererst natürlich, was die Patienten selbst erreichen wollen. Zusätzlich kommen wir in Fallbesprechungen im übergeordneten Großteam zusammen, wo wir uns einzelne Fälle gemeinsam erarbeiten, Ressourcen und Potenziale identifizieren, vielleicht Übersehenes und Fehlendes sichten, ergänzen, vorhandene Befunde durchgehen oder nachfordern, einordnen, und so schließlich ein individuelles Behandlungskonzept zusammenstellen.

Viele der Patientinnen und Patienten nutzen neben der eigentlichen medizinischen Behandlung auch die angebotenen Gesundheitskurse, die als zentraler Bestandteil unseres Konzeptes im sogenannten „Raum der Gesundheit" stattfinden. Dort praktizieren wir die Mind-Body-Medizin beziehungsweise das BERN-Programm konkret und setzen es um. Acht Wochen lang einmal wöchentlich kommen die Patienten für jeweils zwei Stunden zu festen Zeiten zu uns. Sie lernen dabei in ihrer jeweiligen Gruppe – eine einmal begonnene Gruppe bleibt zusammen –, BERN Schritt für Schritt im Alltag zu verankern. Die Erfolge sind mehr als sehenswert. Man spürt es sofort, bereits beim Betreten des Raumes, wenn man eine solche Gruppe, einen solchen Kurs begleitet. Aber auch unsere Wissenschaft und die Evaluationen decken sich damit: eine außerordentlich befriedigende, effektive und im wahrsten Sinne des Wortes ganzheitliche Tätigkeit, die medizinisch relevante Veränderungen in den Patienten anstößt.

Im Idealfall erleben die Patienten auf diese Weise, dass eine auf das Krankhafte, das Pathogenetische, auf die Beseitigung eben jener Anteile abzielende medizinische Behandlung kein Widerspruch sein muss zu Gesundheitsförderung und Salutogenese – einer gesundheitsförderlichen Sichtweise und Aktivierung von Resilienz, Selbstheilung und inneren Ressourcen. Ganz im Gegenteil. Integriert und aus einem Guss, jedoch aus mehreren Händen kommend, entsteht so das, was wir den „Dreibeinigen Stuhl der Gesundheit" nennen: Medizinische Prozeduren und das, was ich vom äußeren Arzt bekomme, bilden zusammen mit der Selbsthilfe, dem inneren Arzt (oder eben dem dritten Stuhlbein), das Fundament einer wirklich ganzheitlichen Integrativen Medizin.

DEN DUALISMUS ÜBERWINDEN

Halten wir also fest: Gesundheit ist auch individuell. In diesem Zusammenhang spreche ich von der Gesundheit – in Gegenüberstellung zur bereits beschriebenen medizinischen Definition – als einem „Individualzustand". Diese neue beziehungsweise erweiterte Definition enthält ebenfalls eine Entscheidung, aber dieses Mal die des inneren Arztes, der betroffenen Person selbst, nicht die des äußeren Arztes. In der erweiterten Definition *deutet* der Mensch sich und seine Beziehung zur Welt: Gesundheit wäre demnach ein Zustand, bei dem man sich subjektiv gesund fühlt. Man interpretiert seinen individuellen Zustand selbstbewusst als gesund – und zwar völlig unabhängig von einem äußeren Ideal oder einem vermeintlich objektiven Standard, der für alle anderen ebenfalls gilt. Im Individualzustand sind Gesundheit und Krankheit höchst persönlich.

Diese Sichtweise geht unter anderem zurück auf Thure von Uexküll (1908–2004). Der gebürtige Heidelberger gilt als zentraler Wegbereiter einer integrativen und ganzheitlichen Medizin und war zu seiner Zeit als Internist und Wissenschaftler weithin bekannt. Von

Uexküll beklagte den Dualismus in der Medizin, der, wie gesagt, leider bis heute noch vorherrscht – mit einer Polarität zwischen einem „kranken Körper ohne Seele“ und einer „leidenden Seele ohne Körper“. Diese aus seiner Sicht unsinnige Aufspaltung zwischen Körper (Soma) und Seele/Geist (Psyche) galt es zu überwinden.

Bekannt wurde von Uexküll auch durch seine Beiträge zur Zeichentheorie, der sogenannten Semiotik und später auch Biosemiotik, die das Leben – oder die Biologie als solche – als das Zusammenwirken von steter Kommunikation und Interpretation auffasst. Im Lebendigen geben die Menschen den Dingen und Erfahrungen individuelle Bedeutungen – Zeichen –, die über die Kommunikation sowie Interpretation der Bedeutungsinhalte untereinander das Leben und ein biologisches Miteinander ermöglichen. Die Signifikanz beziehungsweise der Sinn steht hier im Mittelpunkt. Dieses subjektivierte Miteinander ist demnach der Kern der Lebendigkeit und auch, wie ich anfügen würde, der Gesundheit.

Lassen sich mich ein Fazit zum Abschluss dieses Kapitels ziehen: Wenn Gesundheit auch subjektiv ist, dann ist sie prinzipiell auch interpretierbar. Oder anders ausgedrückt: Gesundheit ist nicht allein objektiv festgelegt und damit von außen, von einer dritten Person zu messen. Letztlich kann nur die erste Person, der betroffene Mensch selbst, sie abschließend deuten. Damit ist Gesundheit auch eine persönliche Entscheidung. Übrigens wird diese subjektive Qualität der Gesundheit bereits in den bisherigen drei Dimensionen gespiegelt. Sowohl die körperliche als auch die psychische und die soziale Ebene von Befinden und Gesundheit können objektiv, aber daneben subjektiv gedeutet werden: Fühle ich mich beispielsweise körperlich oder mental gesund? Fühle ich mich sozial eingebettet?

In der vierten Dimension geht es nun um das Erleben von Sinnhaftigkeit und Bedeutsamkeit, beides stellvertretend für das Gefühl der Verbundenheit. Gesund wäre demnach, wer sich als kohärent und resonant mit der Welt, mit ihr auch im Inneren verbunden und stimmig fühlt. Ein solcher Mensch, im Einklang mit der Welt und sich selbst, würde kein Burnout erleiden, selbst wenn im Außen beispielsweise der Arbeitsstress objektiv hoch, vielleicht sogar unverantwortbar hoch ist. Die Beseitigung solcher Arbeitsverhältnisse oder Überforderungsszenarien ist natürlich unabhängig davon wichtig und muss auf der Agenda der Politik bleiben. Aber sie wird nicht ausreichen, um das Phänomen von chronischem Unglück und chronischer Unzufriedenheit – letztlich einem Mangel an Bedeutung und Bedeutsamkeit – auszugleichen. Politik und Tarifparteien, wie auch die objektive Medizin, werden Burnout nicht verhindern können.

Verbundenheit über die Zeit: Die Road Map

Verbundenheit ist keine Eintagsfliege. Wir kommen aus ihr und gehen in sie ein. Wir sind immer in Beziehung zu etwas und miteinander. Die Road Map ist ein zeitgerafftes, bebildertes Tagebuch, mit dem Sie sich ausdrücken, Verbindungen herstellen und Zusammenhänge erkennen sowie Ihre Verbundenheit stärken können. Sie sehen, dass das, was Sie heute sind, nicht zufällig, sondern Teil von etwas Größerem ist. Wie auf einer Straßenkarte oder einem Flussverlauf zeichnen Sie die wichtigen Stationen Ihres Lebens ein. Auf der Straße Ihres Lebens gibt es Meilensteine, die Höhen und Tiefen, die Sie geprägt haben, ebenso wie geradlinige Phasen, in denen es einfach lief. So gehen Sie vor:

- Nehmen Sie ein DIN A3-Blatt.
- Legen Sie sich Stifte, gegebenenfalls Illustrierte, Schere, Kleber etc. bereit.
- Tragen Sie alle für Sie wichtigen Wegmarkierungen ein: Wo lief es gut? Wo war es schwierig? Sie können auch kreative Vermerke machen, zum Beispiel mit einer kleinen Zeichnung oder einem Foto, das Sie danebenkleben.
- Starten Sie unten links auf dem Blatt und arbeiten sich in Etappen vor. Beginnen Sie bei einem Zeitpunkt X, zum Beispiel bei Ihrer Geburt oder Ihrer Einschulung, was auch immer Ihnen in der Rückschau gerade wichtig erscheint.
- Lassen Sie Ihren Erinnerungen spontanen Lauf. Es gibt kein „gut“ oder „schlecht“, kein „falsch“ oder „richtig“.
- Vielleicht mögen Sie Ihre fertige Road Map jemand anderem vorstellen?

Zwischen den Welten – Sarahs Geschichte

Eine meiner ersten Patientinnen in der neu gegründeten Ambulanz der Universität Witten/Herdecke war Sarah, eine junge Frau um die 20. Vor knapp einem Semester hatte sie begonnen, an unserer Uni Humanmedizin zu studieren. Damit fand eine lange Zeit des Wartens auf einen Studienplatz ein Ende, und ihr sehnlichster Wunsch, Ärztin zu werden, schien endlich in Erfüllung zu gehen. Die Abiturnote und der „Medizinertest", ein spezifischer Eignungstest, der ein Kriterium für die Zulassung zum Medizinstudium ist, hatten zunächst nicht ausgereicht, um den erhofften Studienplatz verbindlich zu ergattern.

Sarah hatte sich parallel zu den staatlichen Unis auch in Witten beworben und dort das aufwendige Bewerbungsverfahren, wo neben den allgemeinen Leistungen auch besondere Eignungen, Neigungen, Einstellungen und Vorerfahrungen miterfasst werden, erfolgreich abgeschlossen. Mit ihrem Motivationsschreiben sowie ihrer Persönlichkeit und ihrem Wissen während eines mehrtägigen Assessments vor Ort hatte sie überzeugt. Nicht mehr auf Feedback der staatlichen Unis wartend, nahm sie den Studienplatz begeistert an. Sie war am Ziel und einfach nur happy.

Sarah war von dem Konzept an der Universität Witten/Herdecke fasziniert. Hier würde sie in kleinen Gruppen nach dem Prinzip des sogenannten Problemorientierten Lernens studieren, um schon in den ersten Studiensemestern mit realen Patienten und deren Fällen konfrontiert zu werden und am praktischen „Problem" Medizin zu lernen, weniger aus der reinen Theorie.

Das neue Leben in Witten war aufregend, schön, aber auch stressig und vor allem neu und fremd. Sarahs Körper meldete sich mit zahlreichen Wehwehchen. Im Laufe der Monate nach Studienantritt entwickelte sich dazu ein lästiges Ekzem im Bereich beider Unterarme und an den Händen. Vor allem die Handrücken waren in den letzten Wochen schlimm geworden, es juckte und die Haut hatte sich sichtbar verändert, sie war gröber, dunkler, faltiger geworden,

„wie die einer alten Frau", so Sarah. Es zeigten sich auch viele Schuppen und grau-weißliche Flecken, die etwas erhaben waren, wie Krusten. Sie ließen sich nicht abwaschen oder wegcremen, egal, wie sehr sie es auch versuchte. Ihre Eltern hatten gemeint, dass sie das als Kind auch schon einmal gehabt habe, als sie in den Kindergarten gekommen war. Sarah konnte sich nicht erinnern.

Ihre Haut war ihr inzwischen zunehmend peinlich geworden. Sie versuchte, die Arme unter langen T-Shirts oder Jacken zu verstecken, die sie auch drinnen trug, und sie bemühte sich, anderen so wenig wie möglich die Hand zu geben oder ihre Hände oder Arme überhaupt zu zeigen. Sie hatte alle möglichen Lotionen probiert, auch Cortisonsalben, die sie von ihrer besten Freundin bekommen hatte, einer Kommilitonin, die ihrerseits an Neurodermitis litt. Doch ihr Zustand verschlechterte sich weiter. In den letzten Tagen, bevor sie zu uns in die Ambulanz kam, traten zusätzlich noch starke Kopfschmerzen auf. Sie fühlte sich ausgelaugt und müde, morgens nicht mehr ausgeschlafen, war zunehmend erschöpft. Kurzum: Obwohl sie eigentlich glücklich war, spielte ihr Körper nicht mehr richtig mit.

Schon beim ersten Termin fiel mir auf, dass Sarah ein außerordentlich angenehmer Mensch war: Sie hatte ein freundliches Lächeln, eine angenehme Stimme, tiefgrüne, fast braune Augen, dunkles, gelocktes, schulterlanges Haar. Eine zarte, extrem schlanke Erscheinung, südeuropäisch anmutend. Sie hatte ein offenes Wesen, sprach sehr eloquent und mit einer leicht schwäbischen Färbung.

Wie sie erzählte, war ihr Großvater Anfang der 1960er-Jahre aus Italien nach Deutschland gekommen und hatte in Baden-Württemberg eine Arbeit gefunden, seine spätere Frau kennengelernt und mit ihr den neuen Familienzweig in einer Kleinstadt nahe Stuttgart gegründet. Dort lebten Sarahs Großeltern und Eltern auch heute noch, sogar eine Urgroßmutter, ebenso wie die jüngere Schwester. Sarah sprach mit einem noch stärkeren schwäbischen Einschlag, als sie von der Familie berichtete.

Der Kulturschock muss groß gewesen sein, als sie ihr neues Leben im Ruhrgebiet begann. In Witten, einer Stadt, der man die Strukturschwäche an jeder Straßenecke ansehen kann, die klammen Kassen der kommunalen Verwaltung, eine relative Armut, die überall zu herrschen scheint. Dazu der öffentliche Lärm und der immer wieder auftretende, mitunter stechende „Stahlgestank" in der Stadt – ein Ort mit langer Hütten- und Stahltradition. Die vielen Autobahnen drumherum, das enorme Verkehrsaufkommen in und außerhalb der Stadt, wie es typisch ist für das Ruhrgebiet, wo auf kleinem Raum so viele Menschen leben. Insgesamt ein Ort, der wahrscheinlich weder schön noch einladend auf Zugereiste wirkt, vor allem, wenn sie aus einem ganz anderen Teil des Landes oder von noch weiter weg hierherkommen und dafür ihre bisherige Heimat aufgeben. Wie schon so viele Generationen vor ihnen: Integration wird im Ruhrgebiet seit über 150 Jahren ausgiebig praktiziert. Sie ist gelebter Alltag, dem man sich nicht wirklich entziehen kann, wenn man hier lebt. Das zusammengewürfelte Straßenbild, die vielen Sprachen, die man dort hört, Läden aus verschiedenen Kulturkreisen – alles passt irgendwie nicht recht zusammen, ergibt auf den ersten Blick kein klares Bild. Diese kaum harmonisierenden Eindrücke mussten Sarah, die aus einer behüteten, eher familiär-behaglichen süddeutschen Enklave stammte, erst einmal stark gewöhnungsbedürftig erscheinen.

Alle Klischees, die man der Region nachsagt, den typischen Ruhrpott-Dialekt, die Robustheit der Menschen, eine Bodenständigkeit, aber auch eine gewisse Härte, lassen sich in Witten live erleben. Das Ruhrgebiet ist sicherlich ein ganz anderer Kosmos, eine ganz andere Form von Heimat, als es die vermeintliche Idylle einer schwäbischen Kleinstadt verspricht. Wo jeder jeden kennt, wo es eine christlich geprägte Mehrheitsreligion gibt, wo viele Betriebe und sonstige Kontaktpunkte im öffentlichen Raum – die Ämter, Praxen, Geschäfte – von Familie zur Familie, von Generation zu Generation, quasi in der Nachbarschaft „weitergereicht" werden und so im bekannten Kreis erhalten bleiben. Wo die Ansässigen seit Langem ihre Wurzeln haben und Einwanderung vielleicht nicht die gefühlte Normalität ist, sodass sich eher ein Zuhause-Gefühl einstellt, das sich nicht nur auf den engen Wohnraum bezieht, auf die eigenen vier Wände, sondern ein geteiltes, eher gleichförmiges Gemeinschaftsgefühl einschließt. Soweit die Klischees.

Sarah lebte in einer studentischen WG in der Wittener Innenstadt. Eine zufällig zusammengewürfelte Zweckgemeinschaft von gleichermaßen Gestrandeten. In einer Stadt, die sich gegenüber Zugereisten und Besuchern mit dem Spruch präsentiert: „Witten – Heimat – Woanders is' auch scheiße". Das ist wirklich so! Im städtischen Tourismus-Büro am Marktpatz gibt es Schlüsselanhänger, Postkarten, T-Shirts, die diesen Spruch tragen. So richtig angekommen war Sarah in Witten nie. Sie war noch immer eine Fremde. Die Stadt machte es ihr auch nicht leicht. Ich konnte das gut nachvollziehen, denn auch ich brauchte eine Weile, um zu verstehen, dass die Menschen hier im Kern herzlich, unprätentiös und hilfsbereit sind.

Das erste Mal kam Sarah mitten in der Woche zu uns in die Ambulanz, am späten Vormittag, während ihre Kommilitoninnen und Kommilitonen größtenteils in der Vorlesung waren. Ihre Verzweiflung war offensichtlich. Doch mischte sich ins Gespräch auch eine Portion Ärger, vor allem über sich selbst, dazu ein schlechtes Gewissen: „Mir geht es beschissen. Dabei sollte ich mich doch freuen. Ich habe so daraufhin gefiebert, nach Witten an die Uni zu kommen. Die ganze Familie hat mich unterstützt. Sie haben mich getragen, die Daumen gedrückt, so viele Opfer gebracht. Über Monate gab es fast kein anderes Thema bei uns zu Hause. Die Wohnungssuche, der Umzug, alles hat perfekt gepasst. Mein Vater und meine Schwester waren fast eine Woche hier. Und die Oma hat einen Teil meiner neuen Möbel gesponsert. Die WG ist auch nett. Das Studium macht Spaß. Alles ist genau so, wie ich es mir erträumt habe. Aber irgendwie gehör ich hier nicht hin. Wie kann das sein? Alles passt, nur ich passe nicht. Allen scheint es hier gut zu gehen, nur ich fühle mich die meiste Zeit schlecht. Dabei sind wir alle in der gleichen Situation. Ich finde, ich habe gar kein Recht, mich schlecht zu fühlen. Aber irgendwie bin ich auch anders. Viele meiner Kommilitonen haben schon krass viel erlebt, waren schon im Ausland und so. Ich fühle mich ständig beobachtet. Jetzt habe ich angefangen, mich mehr und mehr zurückzuziehen, mich zu verstecken. Das ist den anderen auch schon aufgefallen. Aber schauen Sie“, Sarah zieht die Ärmel ihres T-Shirts hoch, „diese weißen Stellen, diese Punkte und Krusten, die sehen doch furchtbar aus. Finden Sie nicht auch? Und die werden immer mehr. Am liebsten würde ich mir die Decke über den Kopf ziehen. Einfach nur noch verstecken. Ich habe Heimweh – fühle mich falsch. Und ich schäme mich dafür.“

Das weitere Gespräch auch zur Anamnese ergab, dass Sarah seit Studienbeginn einen erheblichen Alkoholkonsum pflegte. Das war neu für sie, offenbar gab es diesbezüglich einen gewissen sozialen Druck innerhalb des Semesters. Sonstige Drogen schienen, wie ich gehört hatte, in ihrem Semester ebenfalls eine Rolle zu spielen. Der Schlaf war allein schon durch die vielen sozialen Erwartungen und Verabredungen gestört, auch innerhalb der WG, anscheinend gab es keinen klaren Rhythmus, sodass die nächtliche Ruhezeit mitunter sehr kurz war. Erschwerend kam hinzu, dass Sarahs WG-Zimmer an einer viel befahrenen Straße lag.

Es herrschte viel Unruhe in ihrem Leben. Unter den Kommilitoninnen und Kommilitonen gab es insgesamt viele offene Beziehungen, viel „Ausprobieren“. Sarah selbst hatte zuvor erst einen intimen Freund gehabt, fast drei Jahre lang. Die Beziehung war vor etwa einem halben Jahr auseinandergegangen. Der ESH-Fragebogen zum Thema Glück und Zufriedenheit ergab, dass sie mit ihrem Leben insgesamt sehr zufrieden, jedoch im Moment sehr unglücklich war. Sie fühlte sich generell sehr erschöpft und zuletzt auch deutlich leistungsschwächer.

Dieser Dreiklang aus Erschöpfung, Leistungsminderung und Zynismus beziehungsweise Depersonalisierung (das heißt: man distanziert und entfremdet sich von der Welt), die ein Burnout in der klassischen Medizin kennzeichnet, war bei Sarah erfüllt. Allerdings definiere ich Burnout ja anders, wie Sie bereits wissen, im Sinne einer Unglückserkrankung, die der vierten Dimension der Gesundheit zentral zugrunde liegt. Es galt also, tiefer zu verstehen, was mit Sarah los war. Wo sie Sinn und Heimat verortete in ihrem Leben.

Sie hatte große Angst, dass sich die Hautprobleme verschlimmern und weiter ausbreiten könnten und gleichzeitig auch noch die Migräne zunähme, die sie zwar immer schon gehabt habe, jedoch, abgesehen von ihrer Abiturzeit, mit einer Attacke pro Monat über viele Jahre stabil im Griff halten konnte. Sie fürchtete, dass die Kopfschmerzen insgesamt so schlimm werden könnten, wie es sich zuletzt schon angedeutet habe, dass sie möglicherweise das Studium würde abbrechen müssen. Insgesamt hatte sie große Angst davor, „es nicht zu packen und alle zu enttäuschen".

Auf Nachfrage konnte Sarah zugleich viele Ressourcen angeben. Weder wirkte sie antriebsgemindert noch depressiv. Sie hatte „große Lust auf das Leben", wie sie selbst sagte, liebte die Musik, tanzte gern, spielte Klavier und Gitarre. Letzteres lag jedoch eine Zeit zurück. Sie hatte sich früher gern zum Essen verabredet. Sie mochte es, für andere einzukaufen und für sie zu kochen. Genauso liebte sie Brettspiele und gemütliche Abende zu Hause, „daheim", wie sie es nannte. Das intakte soziale Netzwerk, über das sie verfügte, war jedoch vor allem „in der alten Heimat" verankert. Im Gespräch zeigte Sarah eine gute Schwingungsfähigkeit, sie wirkte nicht emotional verflacht, erstarrt oder im Kontakt distanziert – und sie offenbarte die klare Bereitschaft, im Leben etwas zu ändern.

Neben einer Schuppenflechte (Psoriasis) – gepaart mit einer Neurodermitis (atopische Dermatitis) sowie der vorbestehenden Migräne – diagnostizierten wir bei Sarah „chronisches Unglück", unter dem auch Studierende leiden können. Dabei zeigt sich eine fehlende Passung, ein fehlendes Resonanzerleben, möglicherweise auf dem Boden einer Sinnkrise oder dem Gefühl von Entwurzelung, ein fehlendes Eingebettetsein, kulturell oder räumlich-örtlich, oder eine generell fehlende Verbundenheit, die ihren Ausdruck in dem Gefühl eines geschwächten Kontaktes mit sich selbst und der Welt findet. Man hat sich verloren oder findet sich nicht wieder, auch in einem spirituellen Sinn.

Die geschwächte oder fehlende Verankerung im Boden oder „nach oben“ sowie eine als mangelhaft erlebte Verbundenheit im Inneren und/oder im Außen führen zur Schwächung einer der wichtigsten Gesundheitsressourcen und Resilienzfaktoren überhaupt: Bedeutung – Sinn und Beziehung. Wenn dann die Krise kommt, der starke, anhaltende Stress, wenn Herausforderungen zunehmen und uns Veränderungen zugemutet werden, wir die Komfortzone nachhaltig verlassen müssen, wie bei Sarah, fehlt möglicherweise dieser so wichtige Puffer. Dann nimmt das Unglück seinen Lauf und zeigt sich auf vielfältige, auch gesundheitliche Weise.

Die individuelle Therapie ergab sich bei Sarah fast automatisch, schon aus dem ersten Gespräch. Neben der konventionellen Behandlung der diagnostizierten Erkrankungen wurde Sarah flugs unseren Gesundheitstherapeutinnen und -therapeuten vorgestellt. Sie nahm an einem unserer ersten BERN-Kurse in der Ambulanz teil und fehlte kein einziges Mal. Ihre Entwicklung war, wenngleich nicht ungewöhnlich für unseren Ansatz, beeindruckend.

Sarah lernte, wieder einen Platz im Alltag für Bewegung, Ernährung, Genuss, Entspannung, Achtsamkeit, Meditation, Yoga, ja sogar fürs Beten, wie früher zu Hause, zu finden. Vor allem wurde ihr die Bedeutung eines unmittelbar erreichbaren, stützenden sozialen Netzes, von Ritualen der Verbundenheit und des Sinnerlebens, wieder bewusst. Sie lernte, erneut Zutrauen zu finden, zu sich selbst, zum Leben, zum Großen und Ganzen. Ihr Alltag gestaltete sich rhythmischer. Im Rahmen der BERN-Praxis lernte sie die Gruppe als Ressource und auch als eine Art neue Heimat kennen, als Ort von Geborgenheit und Vertrautheit. Heimat wurde so zu etwas, das sie in sich trug, das ihr jederzeit direkt zugänglich war, das sie bei sich selbst erleben konnte, im Hier und Jetzt. Die Meditationen, die Rituale auf der Yogamatte oder dem Sitzkissen sowie die wiederkehrenden „Termine mit sich selbst" gaben ihr Halt und Struktur. Verlässlichkeit und Verankerung kehrten in Ihr Leben zurück.

Interessanterweise gab es in der Gruppe eine Frau, Mitte 50, die gebürtig ebenfalls aus Schwaben kam. Mit ihr konnte Sarah im gemeinsamen Dialekt sprechen. Die beiden verabredeten sich sogar außerhalb der Gruppe, um gemeinsam zu kochen und zu essen. Auch das Gitarre spielen aktivierte Sarah wieder. Sie fühlte sich im Leben und in der Folge in ihrer Haut wieder wohl. Im Rahmen der ganzheitlichen BERN-Arbeit gelang es ihr, ihren Körper, der nicht mehr funktioniert hatte, wieder mehr in ihr ganzes Wesen zu integrieren. Sie empfand sich, wie sie erzählte, wieder als ganz, brauchte sich nicht mehr zu verstecken. Sie erlebte sich trotz der Symptome „mehr gesund als krank". In der Folge wurde auch ihr Körper wieder ihr Zuhause. Sie musste ihn nicht mehr ablehnen.

Schließlich bot ihr eine andere Gruppenteilnehmerin, deren Tochter kürzlich ausgezogen war – witzigerweise nach Süddeutschland –, an, die Einliegerwohnung in ihrem Haus für einen bezahlbaren Preis zu mieten. Kurz nach dem Ende des Kurses zog Sarah in diese Wohnung um, die außerhalb der Innenstadt lag, fast dörflich, an einem See. Von dort aus konnte sie mit dem Fahrrad zu Uni fahren. Alles passte jetzt.

Etwa ein Vierteljahr nach dem ersten Besuch in der Ambulanz war Sarah weitgehend symptomfrei, ihre Haut hatte sich dramatisch gebessert, es war kaum noch etwas von den vorherigen Flecken und Schuppen zu sehen. Der Schlaf war ebenfalls weitgehend normal. Migräne hatte sie nur noch einmal im Monat, höchstens. Sie fühlte sich rundum gesund. Sie war angekommen. In dieser Welt. Bei sich zu Hause.

Verwurzelung im Boden: Stehen und atmen wie ein Baum

Den wichtigsten Assistenten unseres inneren Arztes haben wir stets dabei und können überall – und zudem noch unentgeltlich – auf ihn zurückgreifen: Es ist unser Atem. Am Atem können wir ablesen, ob wir gestresst sind, wie es uns im Moment geht, wie und wo wir uns „befinden“. Mit dem Atem können wir uns auch bewusst entspannen. Über den Atem nehmen wir Einfluss auf das vegetative Nervensystem und aktivieren die Selbstregulation. Mit der folgenden Übung können Sie den natürlichen Atemfluss fördern, sich im Moment verankern, innerlich erden und bei sich ankommen:

- Machen Sie die Übung am besten im Stehen, alternativ im Sitzen oder Liegen. Sie können die Arme leicht abspreizen, als wären es Äste.
- Konzentrieren Sie sich auf die Atmung. Versuchen Sie dabei, wie ein Baum – majestätisch und gelassen – zu sein.
- Atmen Sie mehrere Male bewusst ein und aus.
- Stehen, sitzen oder liegen Sie gut geerdet, aber doch auch leicht beweglich, nicht zu starr. Stellen Sie sich vor, dass Sie wie ein Baum oder Teile seines Astwerks bei leichtem Wind flexibel und biegsam sind, sich hin und her wiegen.
- Beim Einatmen senkt sich das Zwerchfell nach unten in den Bauch- und Beckenraum, beim Ausatmen hebt es sich Richtung Brustkorb.
- Lassen Sie Ein- und Ausatmung ganz natürlich fließen, einfach geschehen. Der Bauch hebt und senkt sich.
- Als nächstes zählen Sie beim Einatmen langsam „1, 2, 3, 4“ und beim Ausatmen langsam rückwärts „4, 3, 2, 1“.
- Versuchen Sie, den Rhythmus des Zählens an Ihren natürlich Atemfluss anzupassen. Nur keine Eile! Denken Sie an den Baum: majestätisch und gelassen.
- Seien Sie ganz da, Ihr Baum. Genießen Sie die Verbundenheit zwei bis fünf Minuten.
- Kommen Sie dann gestärkt und geerdet wieder ins Hier und Jetzt zurück.

Die Kraft von Verbundenheit

Stellen Sie sich folgende Szene vor: Es ist Winter, um die Weihnachtszeit. Draußen liegt kristallweißer Pulverschnee. Es ist kalt, nur wenige Grade unter null, dabei angenehm trocken und windstill. Alles passt. An einem späten Nachmittag – in der blauen Stunde, die ersten Sterne sind bereits am Firmament zu erahnen – befinden Sie sich auf dem Heimweg in Ihre Unterkunft, die sie in einem beschaulichen Bergdorf für einen Kurzurlaub mit der Familie angemietet haben. Ihre Lieben sind zu Hause geblieben. Sie jedoch hatten noch Lust auf eine kurze Wanderung und sind auf eine kleine Anhöhe oberhalb der Ortschaft gestiegen. Gerade treten Sie aus dem kleinen Wäldchen heraus, welches das Dorf und die umliegenden Hügel säumt. Von oben schauen Sie auf die urige Siedlung herab, sehen die warmen Lichter, die aus verstreut erhellten Fenstern sanft in die Landschaft leuchten, erkennen hier und da den aufsteigenden Rauch aus den Kaminen über den Giebeln der heimeligen Behausungen. Der seichte Hang vor Ihnen liegt unberührt und zauberhaft da, seine Schneedecke glitzert unter dem letzten noch vorhandenen Tageslicht. Oder ist es bereits der Mond, der seinen frühen Schein zu Ihnen hinabschickt? Unten im Dorf in einem der Häuser werden Sie erwartet. Sicher wird es gleich einen warmen Tee oder eine heiße Schokolade geben. Das Gebäck für die gemeinsame Tafel hatten Sie schon vor Ihrer Runde besorgt, es gibt einen herrlich leckeren Apfelkuchen. Eine tiefe Zufriedenheit, ein wohliges Glücksgefühl steigt in Ihrem Inneren auf. Alles ist friedlich. Sie kommen *nach Hause*.

Haben Sie das oder so etwas Ähnliches schon mal selbst erlebt, gespürt? Und wie ging es Ihnen dabei?

Es muss um 2017 herum gewesen sein, als gerade die dritte Auflage meines Fachbuchs zur „Neurobiologie des Glücks“ erschienen war. Ich hatte es damals auf Anraten meines Freundes Eckart von Hirschhausen geschrieben, der meine Forschungen in diesem Bereich kannte und mich eindringlich ermutigte. Praktisch alles, was man zu jener Zeit über das Glück und seine biologische Bedeutung sowie die Physiologie dahinter in Gehirn und Körper sagen konnte, hatte ich über Jahre in akribischer Kleinarbeit zusammengestellt: Neurobiologie und Grundlagenforschung zu positiven Gemütszuständen und einer aufkommenden Positiven Psychologie; darin die Frage, welche Bedeutung jene Befunde für die Medizin haben könnten. Mit dem Buch wollte ich einerseits einer stärker werdenden allgemeinen Aufmerksamkeit für das Glück Rechnung tragen und andererseits der zunehmenden, eher oberflächlichen Ratgeberkultur in diesem Segment – mit einfachen Ratschlägen à la „Lach doch mal!" – mittels fundierter Wissenschaft entgegentreten.

Etwa zur gleichen Zeit titelte ein bekanntes deutsches Wochenmagazin mit der zu Beginn dieses Kapitels beschriebenen Szene, genauer: mit dem Bild einer schneebedeckten Landschaft um ein beschauliches Bergdorf herum, auf das man am frühen Abend hinunterblickte. Die Bildunterschrift auf dem Cover lautete „Vom Glück, nach Hause zu kommen".

Bestimmt aktivierte schon das Betrachten dieses Bildes bei manch einem Leser eigene Vorstellungen und Fantasien von etwas, das er oder sie so oder ähnlich schon mal erlebt hatte. Das Bild löste aber darüber hinaus auch eine Kaskade von realen Emotionen aus: ein intensives Erleben rund um Gefühle von Geborgenheit und Heimeligkeit. Mehr noch, das innere Bild vom Zuhause, begleitet durch ebenjene wohligen Heimatgefühle, ließ einen sogar mitten im Winter warm uns Herz werden.

Mit diesem Beispiel möchte ich Ihnen verdeutlichen, wie unmittelbar unsere Sinne und damit auch unser Körper mit unserem inneren Erleben und vor allem mit unseren Emotionen verbunden sind. Wie bereits mit dem Placebo-Effekt eindrucksvoll wissenschaftlich und klinisch bestätigt, sind Geist und Körper niemals wirklich zu trennen. Ein Gedanke oder ein Bild, auch eine Vorstellung oder eine Erwartung, kann tiefe Gefühle erzeugen, die ihrerseits starke körperliche Reaktionen und tiefgreifende Veränderungen im gesamten

Organismus bedingen. Glaube kann Berge versetzen. Das gilt im Übrigen für angenehme wie für unangenehme Zustände. Wer sich an den eigenen Liebeskummer erinnert, wird dies bestätigen. Man kann sogar an einem gebrochenen Herzen sterben.

Starke innere Bilder, Vorstellungen und eindrückliche Gefühle haben aber nicht nur ebenso starke Auswirkungen auf den Körper, sie können darüber hinaus auch einen wesentlichen Einfluss auf Heilungsprozesse, Krankheitsverläufe und die Gesundheit insgesamt haben – und sind somit medizinisch relevant.

NOSTALGIE ODER DAS GLÜCK, NACH HAUSE ZU KOMMEN

Zum Thema Nostalgie finden sich seit einigen Jahren mehr und mehr Forschungsarbeiten. Sie alle verweisen – sprichwörtlich – auf eine Körperlichkeit ebenjenes Heimatgefühls. Die physiologische und neurobiologische Beteiligung hirneigener Regionen und Prozesse ist mittlerweile gut nachgewiesen. Das gilt insbesondere für Areale des limbischen Systems, des emotionalen Gehirns, und das darin beheimatete Glücks- und Belohnungserleben.

Generell bezieht sich Nostalgie auf ein sentimentales Verlangen oder eine Art Sehnsucht nach vergangenen Zeiten, Erinnerungen oder Erfahrungen. Es ist normalerweise ein Gefühl der Freude und des Wohlwollens, das mit positiven Aspekten der Vergangenheit verbunden ist. Wenn Menschen nostalgisch sind, denken sie oft an Ereignisse, Orte, Beziehungen oder Kulturen zurück, die sie als besonders bedeutsam oder angenehm empfanden. Damit geht auch ein Gefühl von Eingebettetsein oder Aufgehobensein, von Herkunft, Bezogenheit und einem Verstehen einher – von Heimat eben.

Nostalgie können wir auf verschiedene Weisen erleben. Häufig bezieht sie sich auf die persönliche Vergangenheit einer Person, zum Beispiel auf die Kindheit oder Jugend. Es kann aber auch eine kollektive Nostalgie geben, wenn Menschen sich etwa nach vergangenen Epochen oder historischen Ereignissen sehnen, die sie nicht unmittelbar erlebt haben. Oder wenn sie sich an ein kollektives Erleben erinnern, an dem sie selbst teilhatten, das tiefeindrückliche Gefühle von Verbundenheit und Gemeinschaft – eventuell auch von Exzellenz oder Erfolg – erzeugte. Denken Sie in diesem Zusammenhang an den Fall der Berliner Mauer oder das Sommermärchen, die Fußballweltmeisterschaft 2006 in Deutschland.

Nostalgie kann positive Emotionen wie Freude, Glück, Zufriedenheit und Wärme hervorrufen, aber auch mit einem gewissen Gefühl der Traurigkeit oder des Verlusts verbunden sein, da die Vergangenheit unwiederbringlich ist. Dennoch kann die nostalgische Betrachtung der Vergangenheit zumeist Trost bieten und das Gefühl von Kontinuität und Verbundenheit vermitteln. Insgesamt ist Nostalgie überwiegend mit guten Gefühlen assoziiert.

Musik, Gerüche, Bilder, bestimmte Orte oder Gegenstände besitzen die Kraft, nostalgische Erinnerungen und Gedanken in uns zu wecken. Nostalgie ist also subjektiv bedeutsam, weil jeder Mensch sie unterschiedlich empfindet. Was für eine Person nostalgisch ist, muss es für eine andere nicht unbedingt sein. Dieses hängt mit der semantischen beziehungsweise semiotischen Dimension der Nostalgie zusammen. Zeichen aus der Umgebung oder der persönlichen Erinnerung, innere Bilder aus der Vergangenheit, nimmt jeder von uns subjektiv wahr. Auch ihre Bedeutung interpretieren wir individuell.

Jedoch verständigen wir uns sehr wohl über Nostalgie auch im Kollektiv. Viele Menschen tragen aufgrund geteilter Umwelten und Lebensumstände ganz ähnliche Erinnerungen und überlappende innere Bilder in sich. Dieses subsummieren wir dann wiederum unter dem Kulturbegriff: Die Gleichzeitigkeit des kollektiven Erlebens in der vermeintlich geteilten Lebensgeschichte führt zum Narrativ einer emotional aufgeladenen und sich gegenseitig versichernden Welt, die letztlich nur in Verbundenheit miteinander existiert. Die Sechzigerjahre mit Bob Dylan und Woodstock, die Siebzigerjahre und ihre Generation Golf, die Achtzigerjahre mit der Neuen Deutschen Welle und der Wende – das sind beispielsweise epochale oder besonders prägende Ereignisse und Zuschreibungen, die eine gemeinsam geteilte Lebenswelt ausmachen. Diese geteilte Welt als übergeordnete Idee oder ideelle Vereinbarung wäre einerseits der Kulturraum, andererseits der konkrete dazugehörende Ort: die Heimat. Und Gedanken oder Erinnerungen an beides wären dann Nostalgie, die jene rückversichernden Gefühle auslöst. Diese geteilte Lebenswelt existiert im Kopf, in der Vorstellung, vielleicht auch in einer Mode, einem Stil oder als real geteilter Ort: die Schule, das Dorf, die Stadt.

Auch wenn solche Phänomene sehr vage und subtil sein können, ist Nostalgie eine kraftvolle Emotion. Sie kann Menschen dazu veranlassen, die Vergangenheit aktiv zu reflektieren, sich mit ihren Wurzeln zu verbinden und eine Inspiration für die Gegenwart und Zukunft zu finden. Aus all dem können wir dann konkrete Handlungen und Verhaltensänderungen ableiten.

Die wissenschaftliche Erforschung von Nostalgie hat in diesem Zusammenhang in den letzten Jahrzehnten stark zugenommen, und es gibt mittlerweile verschiedene Theorien und Ansätze, um ihre Effekte zu erklären:

1. Emotionale Regulation

Indem Menschen sich an Positives aus der Vergangenheit erinnern, können sie negative Gefühle wie Einsamkeit, Langeweile, Schmerz oder Angst reduzieren. Nostalgie kann somit als ein psychologischer Mechanismus dienen, um das Wohlbefinden und die Stimmung zu verbessern.

2. Identitätsbildung

Erinnern sich Menschen an vergangene Erfahrungen, erhalten sie Einblicke in ihre eigene Geschichte, wer sie sind und wie sie sich entwickelt haben. Nostalgie kann also ein Gefühl der Kontinuität und Stabilität bieten und dazu beitragen, dass man sich mit dem vergangenen Selbst identifiziert und damit mehr in sich zu Hause ist.

3. Soziale Funktion

Erinnern sich und sprechen Menschen gemeinsam über vergangene Erfahrungen, können sie Beziehungen festigen und ein gemeinsames kulturelles Erbe teilen. Diese geteilte Erfahrungswelt oder eine überlieferte Erzählung davon stellt einen generationenübergreifenden sozialen Kitt dar. Sie kann den gesellschaftlichen Zusammenhang und Zusammenhalt in sozialen Gruppen stärken, sogar eine ganze Nation stabilisieren. Über diese Funktion wird zugleich sichergestellt, kollektives Wissen und die Tradition zu bewahren. Kollektive Erkenntnisse und Errungenschaften gehen auf diese Weise nicht verloren, sondern werden – wie bei einem Staffellauf – an nachfolgende Generationen erfolgreich überreicht. Die Wissenschaft spricht in diesem Kontext auch von Generativität. Insbesondere die Generation der Älteren spielt hier eine zentrale Rolle: Man muss erst etwas erlebt haben, um ein Vermächtnis zu haben und dieses weitergeben zu können. Und man braucht die Jüngeren, die das Vermächtnis entgegennehmen wollen.

4. Allgemein positive Effekte

Studien zeigen, dass Nostalgie insgesamt positive Auswirkungen auf das Wohlbefinden und die Gesundheit hat. Nostalgische Erinnerungen können Glücksgefühle hervorrufen, das Selbstwertgefühl steigern, Stress reduzieren und das Gefühl von Sinn und Bedeutung im Leben verstärken. Nostalgie kann auch als Bewältigungsstrategie dienen, um mit negativen Ereignissen oder schwierigen Lebenssituationen besser umzugehen.

Erst seit Kurzem entdeckt die Forschung immer mehr, dass Nostalgie auch medizinisch hochrelevant sein kann. Es ist die Erinnerung an etwas, das uns im wahrsten Sinne des Wortes „warm ums Herz" werden lässt, die heimelig und damit insgesamt beruhigend auf uns einwirkt. Dieser Effekt nostalgischer Erinnerungen ist biologisch messbar.

Nostalgie ist ein echter Jungbrunnen, und das ist ebenfalls keine Einbildung. Unser Gehirn schüttet Glückshormone aus, wenn wir an schöne Erlebnisse denken. Das führt interessanterweise tatsächlich dazu, dass beispielsweise die Körpertemperatur ansteigt oder sich das Temperaturempfinden verändert. Gerade im Winter – wir denken an das eingangs „gemalte" Bild – kann Nostalgie somit einen unmittelbar biologisch wichtigen Effekt haben. Sie ist eben nicht nur ein Gefühl, sondern hat mitunter direkte biologische, körperliche und physiologische Konsequenzen.

Als Teil des neurobiologischen Cocktails an Botenstoffen, die am nostalgischen Gefühl von Heimeligkeit, von Beschütztsein und Verbundenheit beteiligt sind, wird auch das sogenannte Kuschelhormon Oxytocin ausgeschüttet. Im gesamten Körper finden sich Andockstellen für dieses Hormon, aber die wichtigsten Bildungsstätten befinden sich interessanterweise im Gehirn sowie im Herz. Oxytocin lindert so unter anderem Schmerz, löst Angst, vermittelt Sicherheit, kräftigt die glatte Muskulatur, etwa der Gebärmutter, und spendet Wärme.

Meine Kollegin, die Harvard-Psychologin Ellen Langer, ist berühmt geworden mit sozialen Experimenten zur Nostalgie. So versetzte sie Ende der 1970er-Jahre eine Gruppe von über 70-Jährigen in ihre Jugend zurück und ahmte dabei deren frühere Lebensumstände bis ins Detail nach: inklusive Möbel, Kleider, Musik, Filme und Fernsehnachrichten aus dieser Zeit. Sie wollte herausfinden, ob daraus physiologische, biologische oder medizinische Konsequenzen entstehen. Und siehe da, die Probanden waren beweglicher, frischer im Geist und sogar ihre Gesichter hatten sich verjüngt.

Zusammenfassend lässt sich sagen: Nostalgie basiert auf positiven Erfahrungen aus der Vergangenheit – auf individuellen oder kollektiven Erlebnissen beziehungsweise erzählten Geschichten oder Traditionen –, die man sich gemerkt hat und die daher im Gehirn abgelegt worden sind. Das passiert zusammen mit den glücklichen Emotionen oder emotionalen Kontexten, die im Moment dieser Erfahrung eine Rolle spielten. Die Wissenschaft nennt diesen Prozess auch Konditionierung. Er führt dazu, dass wir nun eine positive Erwartung an die erinnerten Situationen, Umwelten oder inneren Bilder haben. So erzeugt Nostalgie gute Gefühle, die wiederum messbare körperliche beziehungsweise physiologische Veränderungen bewirken können. Sie sind wirksam: Denn das zunächst nur Erwartete tritt real ein.

Diese Beschreibung entspricht im Übrigen genau dem Phänomen des Placebos, nämlich das Eintreten von etwas positiv Erwartetem auf Basis einer einst gemachten und gemerkten positiven Heilungserfahrung. Selbstheilung eben. In diesem Sinn können wir Nostalgie auch als eine spezifische Form des Placebo-Effekts ansehen: als einen Heimat-Placebo. Jenes „Scheinmedikament" könnte besonders in harschen Lebenssituationen – etwa bei Kälte oder Schmerz – wirksam sein. Das zeigt sich möglicherweise schon im Wort selbst. Denn im Begriff Nostalgie stecken die Worte Heimat beziehungsweise Heimkehr (griech: nostos) und Schmerz (griech: algos) drin. Das Nach-Hause-Kommen – in den Schutzbereich des Vertrauten und Gekannten – könnten wir demnach auch als ein Medikament zur Schmerzlinderung betrachten.

DAS MEDITERRANE SYNDROM

Unter Ärzten und Ärztinnen, insbesondere den hausärztlich tätigen, existiert seit Langem der Begriff des „Mediterranen Syndroms". Haben Sie den schon einmal gehört? Nein? Wir Mediziner kennen ihn alle, man spricht jedoch außerhalb der eigenen Zunft kaum darüber. Sie finden den Begriff auch in keinem Lehrbuch. Was steckt dahinter?

Jenseits aller Korrektheit und Wissenschaftlichkeit bezeichnet das Mediterrane Syndrom das Auftreten einer bestimmten Symptomlage, darunter besonders häufig Schmerzerkrankungen sowie eine „gefühlt" überproportionale Inanspruchnahme des Gesundheitswesens durch Menschen, die entwurzelt wurden und insbesondere aus Mittelmeer-Anrainerstaaten nach Deutschland gekommen sind. Die Gründe für ihre Migration können vielfältig sein, spielen meiner Erfahrung nach aber letztlich nicht die entscheidende Rolle. Ob es sich primär um Menschen handelt, die gewaltsam aus ihrer Heimat vertrieben wurden, die sich in der Hoffnung auf ein besseres Leben zu uns aufgemacht haben, die schlicht nachgezogen sind, eventuell in der zweiten oder dritten Generation; ob sie in Erwartung von Krieg oder wirtschaftlichem Niedergang oder anderer Gräuel die Heimat vorausschauend verlassen haben – der Gründe mögen viele sein. Aber letztlich fanden jene Heimatlosen und Entwurzelten den Weg hierher. Und sie fanden sich gegenseitig, auch im Bestreben, sich Halt, Heimat und Kultur – also ein Zuhause – zu geben. In dem Versuch, sich ein Maß an Vertrautheit zu erhalten, entstanden mitunter Enklaven und Gruppenbildungen, auch räumlich. Und so kam und kommt es zu einer gewissen Häufung von Verhaltensweisen, auch von krankhaften Syndromen.

Natürlich sind das Stereotype, unzulässige Vereinfachungen, blinde Flecken. Mir ist das völlig klar. Jedoch habe ich den Begriff des Mediterranen Syndroms nicht erfunden. Als Hausarzt ist man nicht selten gezwungen, mit Arbeitsdiagnosen oder einem schnellen Blick zu arbeiten. Da sind Vereinfachungen zuweilen hilfreich, geradezu notwendig, sie können aber auch gefährlich werden. Auch dessen bin ich mir vollends bewusst.

In der Allgemeinmedizin gibt es, wiederum stark vereinfachend, streng genommen nur zwei Behandlungsstrategien: Einerseits muss man den abwendbar gefährlichen Verlauf von Beschwerden sofort erkennen und in einem solchen Fall direkt handeln. Andererseits muss man schauen, wo man nicht zu viel Medizin ausübt und besser erst einmal abwartet, um zu sehen, in welche Richtung sich ein Symptom oder Syndrom entwickelt. Bei diesem Abwägen helfen manchmal – ich traue mich kaum, es auszusprechen – stereotype, stark vereinfachende und standardisierende Vorgehensweisen. Sollte vielleicht nicht sein, ich weiß, aber es funktioniert nun mal – solange der Arzt den gefährlichen Verlauf rechtzeitig erkennt und stoppt, solange er oder sie den seltenen Fall, der nicht durch die Schablone passt, stringent herausfiltert und einer adäquaten Therapie zuführt.

Während meiner Zeit als Hausarzt im Münsterland, genauer gesagt als Assistenzarzt einer allgemeinmedizinischen Praxis, in der ich auch Bauer Henningsen begegnete, wurde ich oft zu einem Hausbesuch – etwa am Wochenende oder spätabends, gerne auch nachts – gerufen, um in einer stadtbekannten Siedlung Patienten und Patientinnen zu besuchen, die häufig den oben geschilderten Migrationshintergrund hatten. Schon an den Telefonnummern beziehungsweise Adressen konnte man ziemlich genau ablesen, was einen gleich vor Ort erwarten würde. Alle in der Praxis schienen das zu wissen.

Bei diesen Hausbesuchen war ich der Fremde und bekam jedes Mal ein Gefühl dafür, wie es einem tagtäglich gehen musste, wenn man nicht wirklich zu Hause war. Alles war hier anders. Nicht nur die Sprache. Zwar bemühten sich die Patienten und ihre Angehörigen, mit mir Deutsch oder Englisch zu sprechen, zumindest so, dass ich eine Ahnung davon bekam, worum es ging. Untereinander jedoch redeten sie Türkisch, Arabisch, mitunter auch Französisch.

Ein gesunder Lebensstil hatte in diese meist beengten Wohnungen häufig noch nicht Einzug gehalten. Die Verpackungen der Lebensmittel zeugten von Fastfood. Es standen Softdrinks herum. Oftmals wurde auch drinnen geraucht. Die Heizung lief nicht nur im Winter auf Hochtouren, dabei waren die Fenster regelhaft geschlossen, auch im Sommer. Während die Kinder viel draußen zu sein schienen und Fußball spielten oder sich anders austobten, konnte man vielen der Erwachsenen den chronischen Bewegungsmangel ansehen. Frauen und Männer blieben im Alltag offenbar weitgehend getrennt, was auch die Söhne und Töchter einbezog. Insgesamt hielten sich insbesondere die Männer oftmals in Gruppen auf, nicht selten außerhalb der Wohnungen, etwa im Hof vor den Wohnkomplexen der Siedlung. In den Wohnungen, in den Autos – überall waren Zeichen einer ausgeprägten Religiosität nicht zu übersehen. Die kleineren Kinder blieben in der Regel in der Nähe der Mütter, nicht selten wurde viel geschrien, vielleicht auch, um gegen den Fernseher anzukommen, der von morgens bis nachts lief und meist das Heimatprogramm zeigte. Gelegentlich war ich mit der Situation überfordert, meist war sie mir fremd. Irgendwie lag die Überforderung auch generell in der Luft. Auf jeden Fall wirkte die Atmosphäre wenig achtsam, mitunter sogar abgestumpft, kaum sinnlich.

Vielleicht werden mir die obigen Absätze noch um die Ohren fliegen. Aber wie kann ich es anders schildern? Genau mit solchen Vereinfachungen müssen Mediziner eben manchmal arbeiten, damit umgehen und operieren. Was weiß ich schon, was genau hinter den Kulissen vonstattenging? Fakt ist: Diese Mitmenschen sind nicht zu beneiden. Heimatlos geworden, gezwungen zu einer äußeren und zuweilen inneren Migration, zu völliger Entwurzelung. Nie wirklich bei uns angekommen, manche zumindest. Noch nicht. Und dass Heimatverlust eine immense Auswirkung haben kann, prinzipiell für jeden von uns, darum geht es ja genau in diesem Buch.

Nach einem langen Arbeitstag, wenn sich das Wartezimmer gerade erst geleert hatte und der Feierabend in Sichtweite kam, die Tür der Praxis abgeschlossen war und ich nur noch für die letzte Dokumentation am Schreibtisch saß, klopfte es nicht selten ans Fenster und ich wusste sofort: Der „Bus" ist wieder vorgefahren. Dann kam eine Fahrgemeinschaft aus einer der beschriebenen Siedlungen zu mir in die Praxis, wegen Schmerzen, Allergien, Fieber oder auch nur für die Nachbestellung von Medikamenten, gelegentlich auch für einen Verbandswechsel. In diesen Momenten, das gebe ich hier mit Scham zu, habe ich nicht selten die schlechteste Medizin gemacht. Dann sind mir, ausgelaugt, erschöpft und unkonzentriert, wie ich war, die meisten Fehler unterlaufen. Obwohl ich stets der Meinung war, nach bestem Wissen gehandelt zu haben. Diese Art von „Medizin-to-go" oder „Drive-in-Gesundheit", wie ich es manchmal nannte, weil ich mir wie „McDoc" vorkam, war einfach nichts für mich. Natürlich entstand auf diese Weise ein Teufelskreis: Diese Menschen bekamen nicht, was sie verdienten. Nicht von mir. Bei allem Bemühen. Sie fühlten sich nicht gut. Und ich fühlte mich auch nicht gut damit.

Nächtliche Hausbesuche „wegen nichts" – oft handelte es sich um geringes Fieber eines Kindes oder um vielfältige, harmlose Schmerzsyndrome – mochten einerseits dem Informationsdefizit oder der ehrlichen Sorge und Hilflosigkeit der Betroffenen und Angehörigen geschuldet sein. Sie waren andererseits aber, das weiß ich heute nach jahrelanger Forschung, genauso Ausdruck eines Defizits auf ganz anderer Ebene, namentlich der subjektiven Bedeutungsebene, weil sie auf einem Mangel an Sinn-, Kultur- und Heimaterleben fußten. Fehlende Verwurzelung, mangelndes Eingebettetsein – das alles war bei den Hausbesuchen mehr als spürbar. Aber zu jener Zeit, Anfang der 2000er-Jahre, kannte das Gesundheitssystem diese Art von Krankheit noch nicht. Die vierte Dimension der Gesundheit war noch nicht beschrieben. Und so mussten sich die Betroffenen innerhalb der gängigen Diagnosen und Symptome mit ihrem „Aufruf" und ihren „Zeichen" präsentieren, also mit Problemen und Syndromen in Erscheinung treten, die man in der Medizin kannte, die man operationalisieren und behandeln konnte.

Allerdings „operierte" man als Mediziner in solchen Fällen häufig am Kern vorbei, wie es schien, weswegen sich immer wieder ein

Drehtüreffekt einstellte: Die Menschen, von denen hier die Rede ist, bewegten sich im Alltag – außerhalb ihrer Gruppe – oft in einem für sie fremden Umfeld. Nicht selten waren sie schwer traumatisiert und aus großer, existenzieller Not zu uns gekommen und fanden sich nun in einer ganz anderen Art von Not wieder, in einer Beengtheit, auch in finanzieller Hinsicht. Bei ihnen zu Hause war es nicht heimelig oder es fühlte sich für mich nicht so an. Sie schienen irgendwie nicht da zu sein, wo sie womöglich sein wollten – und so war der gezeigte Schmerz vielleicht nicht selten eher ein Aufschrei der Seele.

Mit etwas Abstand und einer gehörigen Portion Ernüchterung, auch Demut, hat mich die geschilderte Erfahrung dennoch eines gelehrt: Wenn der Mensch nicht zu Hause ist, weder in sich selbst noch in seinem Umfeld, dann ist er krank oder wird leichter krank, ist weniger widerstandsfähig. Oder er hat Schwierigkeiten, sich als kohärent, selbstwirksam oder gesund und robust zu erleben. Ein solcher Mensch ist dann schnell hilflos und nimmt jeden Strohhalm. Ich bin auch nur ein Mensch. Das könnte also auch ich selbst sein.

WUNDERMITTEL DER MEDIZIN

Was wäre, wenn es in unserem Alltag etwas gäbe, das unsere gesamte Gesundheit und unser Wohlbefinden tiefgreifend verändern könnte? Etwas, das das Risiko einer Entwicklung und Verschlechterung fast aller Krankheiten verringern könnte? Mit diesen beiden Fragen leitete im Frühsommer 2023 der Surgeon General – der formal höchste Arzt in den USA, der „Ober-Chefarzt“, wenn man so will – eine öffentliche Kampagne ein, die die Bedeutung der Verbundenheit für die Gesundheit dramatisch betonte und auf das Podest der wichtigsten nationalen Medizinthemen hob.

Verbundenheit steht nun offiziell auf der medizinischen Agenda. Dabei geht es um ebenjenes Gefühl des Eingebettetseins und Beheimatetseins, um soziale und kulturelle Zugehörigkeit, also alles, wovon in diesem Buch fortwährend die Rede ist. Ich würde noch eine spirituelle Zugehörigkeit ergänzen: Das Gefühl einer letzten oder „absoluten Wahrheit", wie es Viktor Frankl nennt. Dass wir Teil von etwas Größerem sind – und auch damit verbunden.

Verbundenheit ist heute ein echtes medizinisches Allround-Heilmittel, in über 50 Studien wissenschaftlich nachgewiesen wirksam, etwa bei

- Herzkrankheiten,
- Bluthochdruck,
- Angst,
- Depression,
- Demenz,
- Diabetes,
- weiteren stressassoziierten Leiden wie chronische Rückenscherzen und Burnout.

Dieses Wundermittel wächst in unserer Natur, direkt bei uns zu Hause. Es ist allerdings auch etwas, das wir wie einen Garten hegen und pflegen müssen. Es hilft dem Einzelnen, geht jedoch kaum allein, weil es seine Wirkung erst in der Gemeinschaft entfaltet. Und es kann vor allem gesündere, wohlhabendere und widerstandsfähigere Gemeinschaften schaffen. Dieses „Etwas" nennen wir soziale Verbindung. Sie sind für unsere Gesundheit und unser Wohlbefinden von entscheidender Bedeutung.

Wussten Sie, dass mangelnde soziale Kontakte das Risiko eines vorzeitigen Todes auf ein Niveau erhöhen können, das mit täglichem Rauchen vergleichbar ist? Dabei galt bisher das Rauchen weltweit als uneingeschränkter Killer Nr. 1. Die heilende Wirkung sozialer Kontakte spielt nachweislich eine entscheidende Rolle für die Gesundheit des Einzelnen, der Gemeinschaft und der Gesellschaft. Wir sollten also auf diese Rolle vermehrt aufmerksam machen und auch im Gesundheitswesen einen Rahmen dafür bieten, wie wir alle zur Verbesserung der sozialen Bindungen beitragen können.

Kooperation und Verbundenheit sind Teil der menschlichen Natur. Soziale Kontakte sind für unser langfristiges Überleben genauso wichtig wie Nahrung und Wasser. Aber mit der Zeit ist unsere Gesellschaft immer isolierter geworden, so habe ich den Eindruck. Wir leben heute in Zeiten zunehmender sozialer Vereinzelung – trotz massenhaften Gebrauchs sozialer Medien. Es scheint, als würden wir nach echten, authentischen, analogen Begegnungen und Berührungen dürsten. Einsamkeit ist heute, beispielsweise in den USA, weiter verbreitet als viele anderen Gesundheitsprobleme. Eine für Amerika vom besagten Surgeon General unlängst ausgerufene „Epidemie der Einsamkeit und Isolation" ist mittlerweile ein riesiges Problem für die öffentliche Gesundheit geworden.

Auch hierzulande? Ich denke schon!

Wie verbessert Verbundenheit die Gesundheit und das Wohlbefinden der Menschen konkret? Sie verringert beispielsweise insgesamt das Risiko einer vorzeitigen Sterblichkeit, fördert die körperliche und geistige Gesundheit dramatisch und baut Stress ab.

Verbundenheit beeinflusst sogar ganze Gesellschaften: Sozial gut verbundene Gemeinschaften genießen eine bessere Gesundheit, auch auf Bevölkerungsebene. Sie sind besser auf Katastrophensituationen vorbereitet und widerstandsfähiger. Sie beeinflussen gesundheitsbezogene Verhaltensweisen positiv, erleben einen höheren Bildungserfolg und größeren wirtschaftlichen Wohlstand sowie ein geringeres Maß an Kriminalität und Gewalt.

Die Förderung sozialer Verbindungen – des sozialen Zusammenhalts insgesamt – erfordert jedoch, dass wir uns alle für unsere Beziehungen und Gemeinschaften mehr engagieren. Unser heutiges Handeln kann nachhaltige Veränderungen in der Gesellschaft bewirken und die Gesundheit aller verbessern, auch in der Zukunft, wie die aktuelle Datenlage belegt.

Was jedoch, wenn das Gefühl der Verbundenheit *fehlt?*

- Ein Leben in sozialer Isolation verringert unsere Überlebenschancen und erhöht das Risiko einer vorzeitigen Sterblichkeit um 29 Prozent.
- Eine geringere Größe des sozialen Netzwerks ist mit einem erhöhten Risiko für Typ-2-Diabetes und anderen diabetischen Komplikationen wie Herzinfarkt und Nierenerkrankungen verbunden.
- Schlechte soziale Beziehungen und Einsamkeit steigern das Risiko für Herzerkrankungen um 29 Prozent und das Schlaganfallrisiko um 32 Prozent.
- Bei älteren Erwachsenen erhöht chronische Einsamkeit und soziale Isolation das Risiko, an Demenz zu erkranken, um etwa 50 Prozent.
- Soziale Isolation oder sogar nur die Wahrnehmung davon verstärkt Entzündungen im Körper im gleichen Maße wie körperliche Inaktivität.
- Einsamkeit und mangelnde soziale Unterstützung tragen erheblich zur Entwicklung und Schwere von Krankheiten nach einer Viren-Exposition bei.
- Erwachsene, die berichten, dass sie sich häufig einsam fühlen, entwickeln mehr als doppelt so häufig eine Depression wie Erwachsene, die berichten, dass sie sich selten oder nie einsam fühlen.

Was das Gefühl der Verbundenheit *bewirken* kann:

- Eine stärkere soziale Bindung verbessert die Reaktion auf Stress und minimiert die negativen Auswirkungen von Stress auf die Gesundheit. Stress wird weggepuffert.
- Menschen mit einem ausgeprägten Gefühl der Zugehörigkeit zu einer Gemeinschaft geben mit 2,6-facher Wahrscheinlichkeit einen guten oder ausgezeichneten Gesundheitszustand an als Menschen mit einem geringen Zugehörigkeitsgefühl.

- Kinder und Jugendliche, die positive Beziehungen zu Gleichaltrigen, Eltern und Lehrern pflegen, erzielen bessere schulische Ergebnisse.
- Soziale Unterstützung durch Freunde und Familie ist mit einer effektiveren Behandlung beziehungsweise Einstellung von Bluthochdruck und Diabetes verbunden.
- Das Eintauchen in lokale, gemeinschaftsbasierte Aktivitäten wie Freiwilligen- und Vereinsarbeit erhöht maßgeblich die Wahrscheinlichkeit, dass Erwerbslose eine Arbeit finden.

Halten wir also fest: Verbundenheit wirkt auf vielen Ebenen! Doch ist diese vierte Dimension der Gesundheit, auch wenn wir jetzt einen medizinischen Namen für das Phänomen haben, wirklich neu? Die sozialanthropologische Forschung erklärt uns seit Langem, dass der Mensch ein Herdentier ist. Und dass wir, wenn wir nicht unter Druck handeln müssen, sondern auf eine natürliche, ungestörte Art agieren können, kooperativ und nicht kompetitiv miteinander umgehen. Wir Menschen sind im Grunde nicht feindlich, sondern freundlich und gemeinschaftlich gegenüber unseren Mitmenschen eingestellt, selbst gegenüber mutmaßlich Fremden. Wir schützen unsere Kinder, erlauben ihnen eine lange Zeit des Aufwachsens. Wir opfern uns auf für andere und geben unser Wissen an nachfolgende Generationen weiter. Wir schauen, dass der Kitt, der unsere Gesellschaften zusammenhält, nicht gänzlich verloren geht.

Auch wenn uns täglich in den Medien etwas anderes vorgehalten wird, so steht außer Frage, dass wir Menschen Gemeinschaftswesen sind, dass wir *als Teil von etwas* agieren. In diesem Sinne ist Verbundenheit nicht nur unser Lebenselixier, sondern wortwörtlich unser natürlichster Zustand. So fangen wir schon im Mutterleib an.

Interessanterweise bestätigten vor einigen Jahren Befunde, beispielsweise des amerikanischen Sozialpsychologen Matt Rossano, was zuvor schon vermutet worden war: dass solche urzeitlichen Rituale den modernen Menschen, etwa den Cro-Magnon-Mensch, der vor rund 50 000 Jahren in Europa lebte, auszeichneten. Er pflegte gemeinschaftliche Zusammenkünfte, um sich Geschichten zu erzählen oder erlangtes Wissen weiterzugeben. Aber auch, um sich zu erholen, in eine Art meditative Versenkung und tranceartige Verbundenheit miteinander zu treten oder gar eine Verbindung zu vermeintlich höheren Wesen herzustellen. Mit solchen Ritualen – eventuell allabendlich rund um ein Lagerfeuer praktiziert – konstituierte und rehabilitierte sich die Gemeinschaft und stärkte gegenseitig die Gesundheit. Die Lagerfeuer von heute sind offenbar die Bildschirme unserer Sozialmedien und Computer geworden, vor denen wir, vermeintlich verbunden, doch letztlich allein viele Stunden unseres Lebens – und nicht nur Abende – verbringen.

Neurobiologische und sozialpsychologische Forschungen zeigen eindeutig in eine Richtung: Es gibt für uns Menschen im Lebensverlauf eine mehr oder minder versteckte Richtung. Diese lässt uns das Leben mit einer gewissen Unbefangenheit beginnen, beschützt von der Gemeinschaft. So bilden wir zunächst unser Ego heraus, werden eine „Person". Später dann, in der mittleren Lebensphase, übernehmen wir mehr und mehr Verantwortung, auch für die kleine Gemeinschaft, die sich unmittelbar um uns herum gebildet hat und deren Teil wir selbst sind. Das Leben fühlt sich vielleicht weniger leicht an, eher als eine Aufgabe. Und schließlich folgt eine Phase mit dem Ausgangsschild Transzendenz, einem Übergang und allgemeinem Loslassen, in der das Wir das Zepter vom Ego übernimmt, letztlich das Ego gänzlich ablöst. Diese Beschreibung, das werden Sie bestimmt schon festgestellt haben, deckt sich mit der U-Kurve des Glücks und dem ABC-Modell. Immer bleiben die einzelnen Teile miteinander verbunden – ohne das eine gibt es das andere nicht. Es existiert eine übergeordnete Klammer: Wir sind und bleiben aufeinander angewiesen.

Interessant ist jedoch, was unter Stress passiert: Nehmen wir einmal an, Sie wären ein anderes Herdentier, etwa eine Antilope, und würden friedlich auf der Prärie oder Steppe grasen. Plötzlich taucht ein Rudel Löwen auf. Innerhalb einer Millisekunde geht ein Fluchtimpuls durch die Herde. Sie hat jetzt nur noch ein Ziel: Fliehen und Entkommen. Wären die Antilopen stärker, käme alternativ noch die Variante des Kämpfens hinzu. Die Löwen jedoch haben das gegenteilige Ziel: Sie wollen ein Tier aus der Herde isolieren. Während die einen also als Schwarm agieren und dadurch das einzelne Individuum möglichst nicht preisgeben, niemanden exponieren wollen und in der Anonymität der Gemeinschaft einen Schutz bieten, ist die Strategie des Angreifers, genau jenen Wall, jene Phalanx aufzubrechen. In dem Moment aber, wenn die Löwen es geschafft haben, eine solche Isolation vorzunehmen, opfert die Herde das gestellte Mitglied und zieht weiter.

Oder ein anderes Beispiel: Sie sind wieder ein Kind und sitzen in der Schule. Die Lehrkraft macht gerade eine Schülerin oder einen Schüler ausfindig, um eine Rechnung an der Tafel vorzuführen. Solange noch kein einzelnes Kind durch den Blick der Lehrkraft isoliert worden ist, versuchen alle, in der Gruppe zu „verschwinden“, man rückt quasi als Einheit zusammen, macht sich darin unsichtbar. Sobald jedoch klar ist, wen es gleich treffen wird, entsteht eine winzige, vielleicht nur gefühlte Lücke. Der Rest der Klasse ist erleichtert. Die Einheit löst sich mit der Entspannung der Situation wieder auf.

In beiden Fällen ist das übergeordnete Ziel immer das Retten und Überleben der Mehrheit, Gemeinschaft, die Verbundenheit mit allen. Denn nur als Ganzes ist ein Überleben langfristig – auch biologisch, als Art – vorstellbar. Auch wenn tragische Einzelsituationen unvermeidbar sind, so ist doch die Grundfigur der stete Zusammenhalt. Das gilt in friedlichen wie in weniger friedlichen Zeiten. Bis zu dem Moment, wo die Gemeinschaft ein Opfer bringen muss, wozu sie dann auch bereit ist. Um anschließend weiterzuziehen: ein altruistischer Akt!

Vereinzelung, Vereinsamung und soziale Isolation – und damit „Austrocknung“ in Bezug auf Heimat und Verbundenheit – sind also sicher nicht unser Wesen, sollten nicht unser Alltag sein. Das erklärt vielleicht auch, warum in den letzten Jahren das wissenschaftliche Herangehen an Verbundenheit und soziale Konnektion, darin das Phänomen der Empathie, so einen Aufwind bekommen hat. Insbesondere das innigliche Gespräch, die sogenannte „Dyade“, erregte in der Forschung zuletzt vermehrt Aufsehen.

In dieser aus dem Griechischen hergeleiteten Zweiheit sprechen zwei Menschen – möglicherweise auch solche, die sich noch nie zuvor gesehen haben – in einem geschützten Rahmen wenige Minuten lang miteinander. Zunächst spricht nur der oder die eine, dann der oder die andere, und das im Wechsel. Der jeweils Zuhörende macht nichts anderes als zuzuhören – achtsam, aufmerksam, empathisch. Es wird nicht kommentiert, diskutiert, dialogisiert oder dialektisch abgewogen, auch nicht auf etwas vorher Gehörtes geantwortet. Es ist die reine, pure, absichtslose und maximal aufmerksame Form einer intimen Begegnung in der Gegenwart, gestützt durch die völlige Verbundenheit in dem Moment, jeweils getragen vom Wort.

In spirituellen Traditionen wie dem Buddhismus ist diese Form des meditativen Austauschs auch als *Mindful Inquiry* oder *Insight Dialogue* bekannt. Im Zen steht das Lehrer-Schüler-Gespräch *Dokusan* exemplarisch für diese Form des Lauschens und Sich-Aussprechens.

In westlichen Kontexten berufen sich Begriffe wie dyadischer Austausch oder phänomenologischer Dialog auf diese besondere Praxis des Sprechens in einer quasi-meditativen Haltung. Oder eben: Zwiegespräch.

Die Fürsorge und gemeinsame Präsenz, die aus dieser Art des Miteinanders erwachsen, erleben viele Menschen als sehr heilsam, auch, weil dabei eine Intimität und Nähe entsteht, die viele in ihren alltäglichen Begegnungen vermissen. Im Rahmen einer großen Längsschnittstudie zur Wirkung unterschiedlicher Formen der Meditation und Achtsamkeit hat sich gezeigt, dass diese Form des „Meditierens" die soziale Verbundenheit zwischen Menschen deutlich stärkt und erhebliche positive Effekte auf die persönliche Gesundheit, die Stressreduktion und das Glücksempfinden hat. Andere Studien belegen ein zunehmendes Wohlbefinden der Praktizierenden, mehr Selbstakzeptanz und persönliches Wachstum.

Die nachgewiesenen Effekte auf die Gesundheit sind enorm. Und so einfach!

Wir können also festhalten: Verbundenheit ist ein zentrales Element unseres Mensch-Seins. Wir sind ganz bei uns, wenn wir in Verbindung sind zu unserer Heimat, zur Erde insgesamt, dem Boden, auf dem wir stehen. Zu unserer Umwelt, der Sprache und Kultur, den Mitmenschen. Zu der Familie, den Angehörigen, den Lebenspartnern und -partnerinnen, den eigenen Kindern, den Haustieren, den Nachbarn. Und schließlich zu unserer Essenz, zu einer Art inneren Heimat, letztlich zum Absoluten und Transzendenten. So verbunden nach allen Seiten und nach unten wie nach oben – sind wir ganz.

SINN, BEDEUTUNG UND ZUGEHÖRIGKEIT IN ANDEREN KULTUREN

Wie betriebsblind kann man eigentlich sein? Seit Jahrzehnten beschäftige ich mich nun schon mit dem Sinn und mit der Frage, wie Aspekte von Sinnerleben, persönlicher Freude und Heimat mit der Gesundheit zusammenhängen. Was macht ein gutes Leben aus? Kann man das trainieren, es erzeugen oder lernen, es wahrscheinlicher zu machen? Wie ist der Zusammenhang zwischen Sinn, Bedeutung, Heimat und Glück? Und wie passen diese Konzepte in eine moderne, angewandte Medizin?

Ich lese viel von anderen Wissenschaftlerinnen und Wissenschaftlern, studiere deren Forschungsarbeiten aus verschiedensten

Ländern, darunter zahlreiche aus dem asiatischen Raum. Zusätzlich habe ich selbst während meines Studiums fast ein Jahr in Asien verbracht. Außerdem hatte ich auch schon als Student einen Freund, der aus Japan kam und mit dem ich einen regen Austausch über die japanische Kultur und Geschichte führte. Ich interessiere mich für Zen-Buddhismus, habe einige Erfahrung in diesem Bereich und eine anschauliche Zahl Bücher dazu gelesen. Und schließlich bin ich im Vorstand der Identity Foundation, einer Philosophie-Stiftung, die sich seit geraumer Zeit insbesondere auch mit der Ästhetik Japans beschäftigt.

Und dann das: Als ich vor nicht allzu langer Zeit im Rahmen einer Vorlesung an der Universität Witten/Herdecke meine Arbeiten zum Sinn, als Teil unseres ABC-Modells des Glücks, streifte und den Studierenden meine aktuellen Überlegungen und Thesen dazu vorstellte, darunter den Bezug zur Salutogenese, zum inneren Arzt, zu Resilienz und Gesundheitsförderung, meldete sich im Anschluss eine Studentin zu Wort.

„Das ist doch alles Ikigai!“

Äh, was bitte?, dachte ich, nickte aber verständig, weil ich mir keine Blöße geben wollte.

Im Anschluss tauchte ich tiefer ein in das faszinierende Ikigai-Universum, das mir bis dato, wie ich zugeben muss, weitgehend entgangen war.

Ikigai, das japanische Konzept für ein erfülltes Leben, hat in den letzten Jahren auch außerhalb Japans immer mehr Aufmerksamkeit erlangt. Es beschreibt zusammenfassend, wofür es sich zu leben lohnt oder, genauer, etwas zu haben, für das es sich lohnt, morgens aufzustehen. Der Begriff bedeutet so viel wie Lebenssinn und beschreibt das Streben nach einem erfüllten und glücklichen Leben, vergleichbar dem Recht auf Streben nach Glück, *Pursuit of Happiness,* wie es auch in der US-amerikanischen Verfassung verbrieft ist. Während jedoch in den USA eher Freiheit und persönliche Leistung zu den entscheidenden Glücksfaktoren zählen, sind es in Japan mehr die Mäßigung und soziale Harmonie.

Familie und Freunde haben in allen Kulturen weltweit höchste Priorität. Das belegen, wie bereits erwähnt, auch meine eigenen Analysen etwa zur U-Kurve des Glücks, wie sich also das persönliche Glück und die individuelle Lebenszufriedenheit über die Lebenszeit verändern – mit der erstaunlichen Erkenntnis, dass es offenbar gerade die Älteren sind, die am glücklichsten und vor allem am zufriedensten sind. Immer und immer wieder ist es dabei das Gefühl des Eingebettetseins und des Beheimatetseins: zunächst in sich selbst, dann als Verwurzelung im Boden, auf dem man steht, in Sprache, Kultur und Tradition sowie in einer Beziehung zu einem Höheren oder Transzendenten. Das gilt für Länder wie die USA, Deutschland oder die Schweiz genauso wie für Lateinamerika oder ostasiatische Länder – wie Japan.

Neben dem Einkommen, der sozialen Unterstützung, Bildung, der Möglichkeit, ein gesundes Leben zu führen, der persönlichen Freiheit erscheint überall auch ganz grundsätzlich ein Umfeld, das von Vertrauen und Großzügigkeit geprägt ist, als wichtig. Demgemäß geht ein erfülltes Leben universell einher mit einer geglückten Komposition aus dem Haben oder Erleben einer Aufgabe oder Berufung, einer Hingabe zu den Dingen, die man tut, dem Geben- und Loslassen-Können, einem Glauben sowie schließlich der Fähigkeit, zu lieben und sich selbst als liebenswert zu erleben.

Während wir im Westen häufig linear nach dem Glück zu streben scheinen, kennt man das in Ländern wie China, Japan, Korea oder Taiwan eher nicht. Dort herrscht mehr die Meinung vor, dass Gegensätze Hand in Hand gehen, frei nach dem Motto „Wo viel Licht, da viel Schatten". Glück (Freude, Erhöhung) und Unglück (Leid, Schmerz) bedingen sich demnach gegenseitig.

Bei uns in Westeuropa sehen die Menschen Glück häufig als günstige Fügung oder Zufall an. Anders als die Amerikaner oder

Japaner sind wir meist weit davon entfernt, danach wirklich zu streben oder daran zu glauben, dass wir es aktiv herbeiführen können. Dabei zeigt die Forschung heute eindeutig, dass das Fügungs- oder Zufallsglück faktisch völlig überbewertet ist und für das Lebensglück insgesamt vernachlässigt werden kann.

Es ist eher so, dass es eine Art individuelle Werkseinstellung oder Grundausstattung gibt, die einen Basiswert des persönlichen Glücks ausmacht, den „Happiness Setpoint", zu dem wir nach einschneidenden Ereignissen immer wieder zurückkehren. Allerdings hängt dieser Setpoint – unser individueller Glücks-Sollwert – offenbar nur zu einem geringeren Teil von unseren Genen oder unseren Prägungen ab. Der übergroße Teil beruht auf unseren Verhaltensweisen, Einstellungen und Denkmustern, die wiederum grundsätzlich veränderbar scheinen. Ich habe es bereits gesagt: Glück ist lernbar. Das wussten schon unsere Vorfahren – und auch unsere Nachbarn. Denken wir beispielsweise an die Lebenskunst der Franzosen, das Savoir-vivre, oder das italienische Dolce Vita. Oder schauen wir hinüber nach Skandinavien.

Hygge – der dänische Lifestyle ist seit Jahren angesagt und wird oft reduziert auf eine schicke Einrichtung im skandinavischen Stil. Hygge bedeutet jedoch, sich in Körper, Geist und Seele rundherum wohlzufühlen und tiefes Lebensglück sowie Lebensfreude zu verspüren. Eben Glückseligkeit, die dänische Lebenskunst des Genusses, der Gemütlichkeit und Zufriedenheit.

Was für die Dänen Hygge ist, ist für die Schweden Lagom. Dieses Wort lässt sich am besten mit „angenehm", „passend" oder „gerade richtig" übersetzen. Bei Lagom geht es um die rechte Balance im Leben. Alles sollte möglichst ausgewogen sein: nicht zu viel und nicht zu wenig, genau richtig eben. Die Schweden verwenden Lagom in allen möglichen Lebensbereichen, für das Wetter, das Essen, die Arbeit, die Beziehungen, ja sogar für die Temperatur ihres Badewassers, kurz, für das gesamte Leben.

Sisu ist in Finnland, das regelmäßig als glücklichstes Land der Welt bezeichnet wird, der Schlüssel zu Leben, Liebe und Erfolg. Die finnische Urkraft. Der Begriff ist kaum zu übersetzen. Es beschreibt den Charakter und die Seele des Landes und geht wohl auf ein Wort zurück, dass „innen" oder „inner" bedeutet, weshalb Sisu häufig mit „innerer Stärke" und „Kraft" übersetzt wird. Sisu beinhaltet demnach Entschlossenheit und Willen, Widerstandskraft und Hartnäckigkeit, Mut und Tapferkeit sowie Durchhaltevermögen. Der Begriff ist die finnische Grundlage für ein aktives und gesundes Leben geworden – dafür, auf Ziele hinzuarbeiten und diese auch zu erreichen. Sisu trägt dazu bei, ein glückliches Leben zu führen.

Kommen wir noch einmal auf Igikai zurück. Das Konzept entstand auf der Insel Okinawa, einer der sogenannten „Blauen Zonen" der Welt, in denen die Menschen besonders lange und gesund leben. Es basiert auf der Idee, dass jeder Mensch eine Bestimmung hat und dass ein erfülltes Leben darin besteht, diese Bestimmung zu finden und zu leben. Ikigai geht davon aus, dass jeder Mensch eine einzigartige Kombination aus Leidenschaften, Fähigkeiten, Werten und Bedürfnissen besitzt oder benötigt, die miteinander in engster Verbindung stehen und die den individuellen Lebenssinn ausmachen. Es geht darum, diese sinnvoll miteinander zu kombinieren und in Balance zu bringen. Finden und realisieren wir unser Ikigai – unseren individuellen Sinn, also unsere ureigene Kombination –, können wir ein gutes Leben führen.

Um sein Ikigai zu finden, muss man sich zunächst bewusst werden, was man wirklich liebt, was man gut kann, was die Welt von einem braucht und wofür man schließlich auch belohnt und bezahlt wird. Das bedeutet, dass man sich mit seinen eigenen Stärken, Schwächen, Interessen und Zielen auseinandersetzen muss. Sich fragen muss, was einem wirklich wichtig ist im Leben, was einen motiviert, was man erreichen möchte. Eben, wofür man morgens aufsteht.

Der über 2000 Jahre alte Ruf nach Carpe Diem des römischen Dichters Horaz klingt hier an. „Pflücke den Tag" – verschiebe nicht auf morgen oder übermorgen. Im Buddhismus jener Zeit gibt es bereits den gleichen Ansatz, es handelt sich offenbar um ein universelles Prinzip.

Hat man die genannten Fragen gemäß Ikigai für sich beantwortet, kann man versuchen, die sinnstiftenden Bereiche miteinander aktiv zu verbinden: zum Beispiel die Leidenschaft für Musik mit der Fähigkeit zu komponieren und der Überzeugung, dass Musik die Welt schöner macht. Oder die Fähigkeit des Programmierens mit dem Bedürfnis nach Sicherheit und Stabilität und einem Job, der finanzielle Sicherheit gibt und gleichzeitig sinnvoll ist.

Hat man sein Ikigai schließlich gefunden, kann man laut der gängigen Vorstellung ein sinnvolles und bedeutsames Leben führen, das nicht nur der eigenen Erfüllung dient, sondern auch einen positiven Einfluss auf die Welt hat. Man handelt letztlich altruistisch. Setzt man, so Ikigai, die eigenen Leidenschaften, Fähigkeiten und Werte ein, um anderen Menschen zu helfen und die Welt zu einem besseren Ort zu machen, wird man nicht nur glücklicher, sondern auch sinnvoller leben. Ein Kreis schließt sich.

Ikigai erfordert, mit sich selbst im Kontakt zu sein, sich selbst besser kennenzulernen. Wer die eigenen Wünsche und Vorstellungen klarer kennt, kann auch besser konkrete Schritte zu ihrer Erreichung und Umsetzung unternehmen. Das erzeugt ein Gefühl der Selbstwirksamkeit, also aktiv und effektiv zu sein, was laut Konzept automatisch einschließt, etwas vermeintlich Sinnvolles zu tun. Da ist es wieder: Pflücke den Tag!

Im Gegensatz zu anderen Konzepten, die sich enger auf die Suche nach dem Glück konzentrieren, geht es bei Ikigai mithin um den Lebenssinn in seiner ganzen Breite. Viele Wege führen dorthin. Einige Menschen finden ihr Igikai in ihrem Beruf, indem sie ihre Leidenschaften und Talente nutzen, um anderen zu helfen und einen positiven Einfluss auf die Welt zu haben. Andere finden es in ihren Hobbys oder in der Freiwilligenarbeit, indem sie ihre Fähigkeiten einsetzen, um anderen zu helfen und zugleich sich selbst zu verwirklichen.

Ikigai mag viele positive Auswirkungen auf unser Leben und das anderer Menschen haben. Mehr Energie und Ausdauer werden beschrieben, auch Kraft für das Verfolgen der eigenen Ziele. Die Anfälligkeit für Stress und Burnout kann sinken.

Allerdings ist die Suche nach dem Ikigai keine leichte Aufgabe: Es erfordert Selbstreflexion, Geduld und Ausdauer. Es erfordert auch, dass man bereit ist, Risiken einzugehen und sich aus der Komfortzone herauszubewegen, um echte Veränderungen anzustoßen, mitunter keinen Stein auf dem anderen zu lassen, damit Ziele erreicht und eigene Träume wirklich verwirklicht werden.

Das wissen auch die Finnen: Dazu braucht es Geduld, Ausdauer und Mut. Sisu.

Verbundenheit mit einem konkreten Gegenüber: Das Zwiegespräch (Dyade)

Das Zwiegespräch (oder die „Zweiheit“; griechisch: Dyade) bringt zwei Menschen in einer Art dialogischer Meditation zusammen. Bei dieser besonderen Form des Gesprächs spricht eine der beiden Personen für wenige Minuten über die Dinge, die sie gegenwärtig bewegen, herausfordern oder sogar bedrücken. Die andere Person hält allein mit ihrer Anwesenheit einen Raum der Offenheit und Stille und lauscht dem Gesagten, ohne darauf zu antworten.

Dyaden können grundsätzlich zwischen Fremden wie auch zwischen Bekannten durchgeführt werden. Häufiger jedoch wird man sich gegenseitig kennen und bereits per Du miteinander kommunizieren. Die übliche „Dosis“ einer effektiven Dyaden-Praxis ist ein Zwiegespräch pro Woche. Ein Zwiegespräch dauert in der Regel nicht länger als insgesamt fünfzehn bis zwanzig Minuten. Eine typische Anleitung sieht folgendermaßen aus:

1. Vorbereitung:

- Wählt einen ruhigen und störungsfreien Ort für das Gespräch.
- Stellt sicher, dass ihr genügend Zeit habt, ohne Unterbrechungen zu sprechen.
- Vereinbart klare Regeln für das Gespräch, wie zum Beispiel keine Unterbrechungen, kein Bewerten, Urteilen oder Kritisieren.

2. Sitzposition:

- Setzt euch einander gegenüber, um direkten Blickkontakt zu ermöglichen.
- Achtet auf eine aufrechte und dennoch entspannte Körperhaltung.
- Nehmt eine Haltung ein, die Komfort und Offenheit signalisiert.

3. Atem- und Körperwahrnehmung:

- Beginnt das Gespräch mit einigen Momenten der Stille.
- Konzentriert euch auf euren Atem und spürt, wie er in den Körper ein- und ausströmt.
- Lenkt eure Aufmerksamkeit auf eure Körperempfindungen und nehmt sie ohne Bewertung wahr.

4. Sprechen und Zuhören:

- Vereinbart oder lost vorab aus, wer zu sprechen beginnt. Wer zuerst dran ist, teilt die eigenen Gedanken und Gefühle ausführlich mit, während der/die Zuhörende vollständig präsent ist.
- Der/die Sprechende sollte Ich-Botschaften aussenden und die Empfindungen klar und ehrlich ausdrücken.
- Der/die Zuhörende übt aktives Zuhören, hält Blickkontakt, nickt oder gibt gelegentlich kurze Zusammenfassungen und Spiegelungen, um zu zeigen, dass der/die Sprechende verstanden wird.

5. Achtsame Gesprächsstruktur:

- Legt vorab fest, wie viel Zeit ihr jeweils als Sprecher und als Zuhörer habt.
- Der/die Sprechende hat eine bestimmte Zeit (typischerweise sieben Minuten), um sein/ihr Anliegen zu teilen.

- Nachdem der erste Sprechende fertig ist, kann der Zuhörende zusammenfassend wiederholen (optional), was er/sie gehört hat. Gegebenenfalls fragt der Zuhörende auch nach Klärung, wenn nötig. Dabei kommt es jedoch nicht zu einer Frage-Antwort- oder Diskussionsrunde. Allein Verständnisfragen sind in dieser Phase angemessen.
- Anschließend wechseln die Rollen, und der Zuhörende wird zum Sprechenden.

6. Achtsames Feedback:

- Nachdem beide Teilnehmenden ihre Zeit als Sprecher und Zuhörer hatten, könnte Ihr euch optional gegenseitig ein achtsames Feedback geben. Das Feedback sollte also konstruktiv, respektvoll und auf die Beobachtungen und Auswirkungen des Gesprächs fokussiert sein. Vermeidet jegliche Werturteile oder Ratschläge und konzentriert euch stattdessen auf eure persönlichen Wahrnehmungen und eigenen Empfindungen.

7. Abschluss:

- Beendet das Gespräch mit einer kurzen Reflexion über den Prozess und die Erfahrungen, die ihr gemacht habt, darin enthalten auch die Frage, ob es eine Fortsetzung geben soll und gegebenenfalls wann.
- Bedankt euch gegenseitig für eure Zeit.

Die Bedeutung des Wortes und des Glaubens – Carstens Geschichte

Carsten kam mit einem Schlaganfall in die Universitätsklinik am Rand des Sauerlandes, wo ich Ende der 1990er-Jahre als Stationsarzt in der Neurologie arbeitete. Dort war ich für ihn und 30 weitere Patienten und Patientinnen verantwortlich, neben einem Überwachungs- und Intensivbereich mit sechs zu Behandelnden.

Damals befand ich mich gerade in der neurologischen Weiterbildungszeit. Denn die Neurologie hatte es mir angetan: Nach einem mehrmonatigen Aufenthalt in der Schweiz als Unterassistent, wo ich ebenfalls schon früh die Verantwortung für eine neurologische Station übertragen bekommen hatte, stand für mich fest, dass ich dieses Fachgebiet vertiefen wollte. Mich faszinierte die Kombination aus der Arbeit mit dem Gehirn – dem der Patienten, aber auch meinem eigenen – und der apparativen Medizin sowie dem ganzen Menschen dahinter. Die Neurologie war zu jener Zeit noch sehr analog, das heißt, als Arzt konnte man mit seinen Sinnen, den Augen, Händen und Ohren, unglaublich viel erfassen und erfahren. In der Neurologie bestätigte sich, was ich als Student ahnte: Dass das Gehirn der zentrale Dreh- und Angelpunkt einer Person ist und damit auch für mich als Mediziner und Arzt der zentrale Ansprechort. The place to be.

Fortan wollte ich mich der Medizin und den Patienten über ein gutes Verständnis des Nervensystems und über das Gehirn widmen, die Schaltzentrale und das zentrale Steuerungsorgan eines Individuums und Ursprungsort dessen, was uns Mensch sein lässt, was uns in der Interaktion mit uns selbst und der Umwelt ausmacht, was unsere wichtigsten Ressourcen und Potenziale für die Gesundheit bereitstellt. Auch für mich selbst wollte ich besser verstehen, was wir Menschen letztlich sind und was wir sein können. Zwei Fragen hatten mich bis dato in der Medizin immer begleitet, mich umgetrieben, genau genommen schon seit der Kindheit: Ist das wirklich so? Und: Warum ist das so? In der Neurologie versprach ich mir, passende Antworten zu finden.

Gleichzeitig erlaubte die Neurologie wie kein anderes Fach aus meiner Sicht, mit den bloßen Händen und einem Verständnis für den ganzen Menschen, mit einem einzigen Untersuchungskoffer ausgestattet – der Stethoskop, Reflexhammer, Maßband, Stimm- und Vibrationsgabeln, Nadeln, Hitze- und Kältesonden, Gewürze, Geruchsfläschchen und Flacons sowie weitere Dingen aus dem „Untersuchungsbasar" enthielt –, das Problem des Gegenübers ganzheitlich und präzise zu erfassen. Mit einer fast hundertprozentigen Sicherheit die Diagnose zu stellen und die nachfolgenden apparativen Untersuchungen lediglich zur Bestätigung oder Verlaufskontrolle zu nutzen. Die Neurologie schien akademisch ebenso wie intellektuell genau mein Ding.

Heute sind viele der aufwendigen Untersuchungen, die ich von der Pike auf gelernt und durchgeführt hatte, über ein apparatives Vorgehen deutlich abgekürzt worden. Das, was ich in manchmal mühsamer Kleinarbeit mit den Patientinnen und Patienten herausgefunden hatte, zeigt das computergestützte Bild oder der Laborbefund oftmals viel schneller an. War mein Ansatz vielleicht nur eine Spielerei, eine geradezu selbstverliebte Reminiszenz, Erinnerung an die gute alte Zeit, an eine Medizin, die es so nicht mehr gab und die nicht mehr gebraucht wurde? Oder ging durch die Apparate ein zentraler Teil der eigentlichen Begegnung zwischen Arzt und Patienten verloren?

Hinzu kam, dass – war eine Diagnose erst mal gestellt – die therapeutischen Möglichkeiten in der Neurologie häufig doch sehr beschränkt waren, mitunter fast dramatisch abwichen von dem, was man in der Diagnostik durch bloßen Blick, durch die Behandlung und das Befassen im wahrsten Wortsinn ganz einfach herausgefunden hatte. So blieb die Neurologie für mich vor allen Dingen intellektuell faszinierend: ein mehr theoretisches Fach, das in der Praxis nicht selten Frustration, nicht nur für die Patienten und deren Angehörige, erzeugte.

Es war damals nicht unüblich, ganze Tage und Nächte am Stück in der Klinik zu verbringen. Der normale Tagesdienst begann morgens gegen sieben Uhr, zunächst mit einem Kurzbesuch auf der Station – für Dringendes, erste Blutabnahmen oder um einen venösen Zugang etwa für Infusionen zu legen. Danach folgte die ärztliche Frühbesprechung. Alle Ärzte und Ärztinnen der Klinik kamen hier zusammen, um vom Diensthabenden über die Vorkommnisse der Nacht zu hören. Im Anschluss ging es wieder auf die Station: Arztbriefe unterschreiben, Befunde prüfen, die nach Dienstschluss reingekommen und noch nicht abgezeichnet waren, Berichte von den Kollegen aus Frühbesprechung und Nachtdienst beurteilen und verarbeiten, Blut abnehmen, Anordnungen machen, Patienten, die dringliche Probleme hatten, besuchen. War das erledigt, kam es zur eigentlichen Visite: dem systematischen Besuch aller Patientinnen und Patienten der Station zusammen mit den Vertretern des Stationsteams. Einmal in der Woche begleitete mich dabei entweder der für mich zuständige Oberarzt oder, äußerst selten, der Chefarzt.

Nach der Visite schlossen sich Untersuchungen, Neuaufnahmen, weitere Einzelgespräche mit Patienten und Angehörigen an, Teambesprechungen und mittägliche Fallkonferenzen sowie viel Papierkram. Vor allem am Nachmittag führten wir die komplexeren diagnostischen oder therapeutischen Eingriffe durch, wie etwa die Entnahme von Nervenwasser aus dem Rückenmark, die sogenannte Liquorpunktion. Weitere Verlaufskontrollen reihten sich ein, und insbesondere mussten die von allen Assistenzärzten gehassten Arztbriefe geschrieben werden. Die Entlassungen des nächsten Tages wurden vorbereitet. Es nahm kein rechtes Ende.

An mehreren Tagen des Monats, wenn die anderen Kolleginnen und Kollegen gegen 18 Uhr das Haus verließen, blieb ich allein zurück. Bis zum nächsten Morgen. An Schlaf war dann selten zu denken. In der Klinik gab es insgesamt rund 200 normale sowie 40 Überwachungsbetten, es war also immer irgendetwas los für den einen Diensthabenden vor Ort, der in dem Fall ich war. Die Oberärzte, falls es Beratungsbedarf gab, wohnten zum Teil bis zu einer Stunde entfernt, die Klinik lag am Rand zum Sauerland, in der Pampa. Als Arzt war ich angehalten und hatte den Ehrgeiz, alles Medizinische, wenn möglich, vor Ort selbst zu erledigen, allenfalls einmal anzurufen, idealerweise aber die Oberärzte nicht aus dem Schlaf zu reißen.

Es war zum Teil recht heroisch, wenn nicht gar fahrlässig, was des Nachts passierte. Darüber hinaus ist persönlicher Ehrgeiz sicher kein guter Arzt oder Ratgeber. Während ich also tagsüber die bestmögliche Medizin zu machen suchte, ging es in der Nacht nicht selten ums bloße Über-die-Runden-Kommen. Um dann am nächsten Morgen nicht etwa die Klinik zu verlassen, sondern den normalen Tagdienst zu versehen und erst gegen 19 Uhr wieder zu Hause einzutreffen. Einen freien Tag gab es für solche Dienste in der Regel nicht, das heißt, ich erschien auch am Folgetag wieder um sieben Uhr auf Station. 36 Stunden Dienst am Stück waren keine Seltenheit.

So konnte es passieren – ich erinnere mich noch genau, es ist irgendwie zum Schmunzeln, aber letztlich peinlich, geradezu zynisch –, dass ich beim Betreten der Station nach der Frühbesprechung noch nicht ganz bei der Sache war: Den ersten Kaffee in der Hand, legte mir die Stationssekretärin einen ganzen Stapel von Entlassungsbriefen vor. Im Autopilotmodus agierend, wie in einem Tunnel, begann ich, die Briefe geflissentlich zu unterschreiben. Nach einer Handvoll Briefe – es gab an dem Morgen bestimmt zehn Entlassungen – fragte die Stationssekretärin: „Herr Esch, was machen Sie da?"

Ich guckte sie entgeistert an. „Na, ich unterschreibe die Briefe, die Sie mir vorgelegt haben!"

Kopfschüttelnd, halb lachend, halb genervt, beinahe verzweifelt, wies sie mich darauf hin, dass ich zwar jeden Brief brav unterschrieben hatte, jedoch nicht mit meinem eigenen Namen. Mit einer traumwandlerischen Routine und Gewissheit, ohne es zu merken, und mit einer Gewandtheit, als wäre ich nie jemand anderes gewesen als „Schmidt“, „Schuster“, „Meier“ oder „Kazmierczak“, hatte ich jeden Brief mit einem anderen Namen als dem eigenen unterschrieben.

Carsten war einige Wochen als Patient bei uns in der Klinik. Sein Schlaganfall war schwer gewesen. Wie es der Begriff bereits ausdrückt, hatte er aus heiterem Himmel zunächst ein Kribbeln der linken Körperseite, dann eine zunehmende Taubheit festgestellt. Es war ein Sonntagmorgen gewesen. Zusammen mit seiner Lebenspartnerin saß er bei sich zu Hause am Frühstückstisch. Sie war sofort alarmiert, denn ihr Vater hatte nur wenige Monate zuvor ebenfalls einen Schlaganfall erlitten. Ihr war gleich Carstens verwaschene Sprache aufgefallen. Sofort lief sie zum Telefon, rief den Notarzt und öffnete schon mal sicherheitshalber die Haustür. Als sie zurückkam, hing Carsten bereits schräg auf dem Stuhl, Gesicht und Ausdruck völlig verändert, die Spucke lief ihm aus dem Mund, er konnte kaum mehr sprechen, die linke Hand und dann zunehmend den ganzen linken Arm nicht mehr richtig bewegen. Langsam rutschte er vom Stuhl auf den Boden, wo seine Lebensgefährtin ihn schließlich mit einem Kissen und einer eilig gegriffenen Decke ausstaffierte. Sie wich nicht mehr von seiner Seite, streichelte ihm über den Kopf und versuchte, ihn durch stetes Ansprechen zu beruhigen. So fand der Notarzt die beiden kurze Zeit später vor.

Carsten, ein freundlicher, lebenslustiger Mann Anfang 40, lebte bis dahin mit seiner etwa gleichaltrigen Partnerin in einem kleinen Reihenhäuschen, auf das sie lange gespart und das sie, unterstützt von einer Bank, erst vor Kurzem bezogen hatten. Sie waren sehr glücklich – und auch sehr stolz. Kinder hatten sie keine, jedoch zwei Katzen. Beruflich waren sie beide vollzeitig tätig, versuchten aber, die Arbeitszeit auf das notwendige Maß zu begrenzen, sodass ihnen viel Zeit füreinander und für die gemeinsame Freizeit blieb. Die späten Nachmittage und Abende sowie die kompletten Wochenenden verbrachten sie immer zusammen, praktisch 24 Stunden am

Tag. Als der Krankenwagen mit Carsten und Blaulicht abfuhr, ahnte seine Lebensgefährtin bereits, dass sich ihr gemeinsames Leben dramatisch ändern würde.

Ich sah Carsten zum ersten Mal, nachdem er von der akuten Behandlung auf der Intensivstation, der sogenannten Stroke Unit eines nahe gelegenen Krankenhauses, zu uns in die Klinik gekommen war. Schon im Aufnahmegespräch – Carsten lag in seinem Bett, seine Lebenspartnerin stand neben ihm – war mir klar, dass es sich um einen ausgeprägten rechtshirnigen Schlaganfall handelte. Die Gesichtsmuskulatur, seine Mimik, war stark verändert, die linke Körperseite vollständig gelähmt, dazu hatte sich über die Zeit nach dem akuten Ereignis eine Spastik im Bereich der Muskulatur der linken Körperhälfte entwickelt. Obwohl man Carstens freundliche Gesichtszüge noch immer gut erahnen konnte – Bilder von ihm und seiner Partnerin, die sie auf den Nachttisch gestellt hatte, zeigten einen überaus liebevollen, einfühlsamen und auch tierlieben Menschen, dessen schütteres, hellgraues Haar allerdings ein höheres Alter vermuten ließ –, war der erste Eindruck recht deprimierend. Er wirkte insgesamt stark angespannt, verstockt, wie erstarrt. Wie aus dem Leben gefallen.

Mit einem hochroten Kopf bemühte sich Carsten, ein Gespräch zu führen und sich mitzuteilen, aber das strengte ihn, wie ich deutlich erkennen konnte, maximal an und schien ihn furchtbar zu frustrieren. Schließlich verstummte er gänzlich, wandte den Kopf ab, so gut es ging, und seine Lebensgefährtin übernahm.

Nach der Aufnahme auf meiner Station und den initialen Untersuchungen kam er schließlich auf ein Zweibettzimmer. Die erste Woche war im Wesentlichen davon geprägt, den Ursachen für den Schlaganfall weiter auf den Grund zu gehen, viele Untersuchungen zu machen, erste Testungen auch zum Verlauf der Krankheit und zur Prognose der Genesung vorzunehmen; ihn medikamentös einzustellen. Carsten war jetzt ein Vollpflegefall. Praktisch keinerlei

Tätigkeiten des täglichen Lebens, noch nicht einmal essen und trinken, konnte er ohne Hilfe verrichten. Beim Trinken, selbst mit einer Schnabeltasse, verschluckte er sich. Er benötigte Infusionen. Der kleine, weiße Schnauzbart, der den zuweilen gewitzten Gesichtsausdruck zu unterstützen schien, hing schräg und manchmal verklebt durch Nahrungsreste oder Nasensekret über der Oberlippe. Alles an ihm schien unbeholfen.

Immer, wenn ich Carsten besuchte, zur Visite oder bei anderen Gelegenheiten, schaute er mich, so gut er konnte, mit einem Lächeln erwartungsvoll an, um dann meist nach kurzer Zeit, wenn ihm die Worte nicht gelangen oder das Sprechen nicht flüssig ging und ihn alles „übermannte", in ein herzergreifendes Weinen zu wechseln. Auch wenn solche Weinattacken gelegentlich Folgeerscheinungen des Schlaganfalls sind, so brach es doch immer wieder aus ihm heraus, wie bei einem Schlosshund. Er ergoss sich lauthals, weinte sehr viel, sehr häufig und war dann kaum mehr zu stoppen. Wir waren alle mit ihm ergriffen.

Anfangs verbrachte Carsten den ganzen Tag im Liegen. Alle Verrichtungen, inklusive dem Waschen oder der intimen Toilette, wurden im Bett erledigt. Wenn er keine Therapien hatte oder aus sonstigen Gründen mit dem fahrbaren Bett außerhalb des Zimmers war, lag er auf seinem Platz am Fenster und schaute ohne Unterlass nach draußen, in die Ferne. Dabei schien er fortwährend zu lauschen, jedes Geräusch auch vom Flur gespannt aufzuschnappen, um nicht den Moment zu verpassen, wenn jemand das Zimmer betreten würde. Kaum dass ich die Türklinke zu seinem Zimmer berührt und die Tür auch nur einen Spalt geöffnet hatte, drehte er den Kopf hinüber, trotz aller Schwierigkeiten, und schaute mich direkt an. In seinen hellblauen, geradezu aufgerissenen Augen, selbst wenn sich Tränen untermischten, konnte ich die große Hoffnung erkennen, die er insbesondere in die Besuche des für ihn zuständigen Arztes setzte. Es war ein ständiger Ritt zwischen Hoffnung und Verzweiflung.

Vom Moment des ersten Augenkontaktes an schien er jedes Mal aufs Neue auf die gute Nachricht zu warten, sie mir regelrecht von den Lippen lesen zu wollen, um doch immer wieder, wie es schien, jäh enttäuscht zu werden.

Im Rahmen eines solchen Besuches – seine Partnerin war ebenfalls gerade da, der Zimmernachbar weilte außerhalb – schaute mich Carsten lange an. Ich weiß noch, wie mich sein Blick damals wie ins Mark traf. Ein geradezu intimer Moment. Er schien auf einmal voller Zuversicht, als er dann fragte: „Herr Esch, was ist der erste Schritt, der nächste?"

Zwei Augenpaare waren auf mich gerichtet.

Nach einer Pause, auch in dem Wissen, dass die ganze Professionalität unserer Klinik, unseres gesamten Teams aus Ärzten, Physiotherapeuten, Ergotherapeuten, Logopäden, Neuropsychologen etc. auf ihn angesetzt war, erwiderte ich: „Ein großer Schritt wäre sicher, wenn es Ihnen gelingt, für eine – wenn vielleicht auch nur kurze – Zeit das Bett zu verlassen. Vielleicht können wir Sie einmal für 30 Minuten in den Sessel bringen, idealerweise sogar in einen Rollstuhl. Dann können Sie beide die Zimmertür von außen sehen. Wollen wir das gemeinsam versuchen?"

Beide strahlten wie Honigkuchenpferde, wenngleich etwas ramponierte.

Etwa zwei Wochen später – ich befand mich gerade auf dem Stationsflur und war im Begriff, die tägliche Visite zu beginnen – hörte ich vom Eingang der Station her ein Rufen.

„Herr Esch, schauen Sie!" Mit einem breiten Grinsen sah ich Carsten im Rollstuhl auf mich zukommen, geschoben von einer Physiotherapeutin. Nach links zur Seite gebeugt saß er etwas windschief da, mit einem Kissen auf dem Schoß, darauf den gelähmten Arm gebettet, den er mit der gesunden rechten Hand festhielt. Mit dem gesunden rechten Fuß unterstützte er die Therapeutin beim Schieben des Rollstuhles, wofür der entsprechende Tritt weggeklappt war.

Der gelähmte Fuß stand, etwas nach innen verdreht und spitz auf der linken Fußstütze. Obwohl Carsten, der etwa einen Meter fünfundsiebzig groß sein mochte, insgesamt noch immer in sich zusammengesunken und klein wirkte, war er voller Elan, sprühte geradezu vor Freude. Auch die Physiotherapeutin grinste. Carsten war wieder zurück im Leben.

Noch direkt auf dem Flur fragte er mich: „Was ist unser nächstes Ziel?"

Spontan erwiderte ich und schäme mich noch heute für meine naive Antwort, weil ich nicht darüber nachgedacht hatte, welche Wirkung meine Worte auf ihn haben könnten.

„Wie wäre es, wenn es Ihnen gelingt, einmal hinter dem Rollstuhl zu stehen?" Dabei schaute ich die Physiotherapeutin hinter ihm an. Ihr Blick traf den meinen. Lächelte sie oder hatte sie einen Ausdruck des Entsetzens? Carsten versuchte den Kopf zu drehen, um ihren Blick ebenfalls zu erhaschen. Würde sie meine Worte bestätigen? Es gelang ihm nicht. Er richtete seine Aufmerksamkeit wieder auf mich und es prustete aus ihm heraus: „Das machen wir, versprochen!"

Nur wenige Tage danach musste Carsten die Klinik verlassen. Wir konnten im Moment nur noch wenig für ihn tun, alles Weitere müsste die langwierige ambulante Therapie erbringen. Die Lebensgefährtin holte ihn am Entlassungstag ab. Er saß im nagelneuen Rollstuhl, den sie ihm mitgebracht hatte. In ihrem Haus hatte sie ein Pflegebett und auch weitere Hilfen einbauen lassen, glücklicherweise befand sich im Erdgeschoss auch ein Badezimmer mit Dusche – ohne Schwellen. Ohne es zu wissen, hatten sie ein Haus erworben, das die Vorbesitzer in Teilen barrierefrei gestaltet hatten. Das kam ihnen jetzt zugute. Carsten würde zunächst im Erdgeschoss wohnen. Eine kleine Terrasse, an die Küche angeschlossen, war von dort mit dem Rollstuhl gut zu erreichen. Beide verabschiedeten sich überaus freundlich und dankbar von mir, es war eine gewisse Vertrautheit entstanden, ohne dass die professionelle Distanz verloren gegangen schien.

Schnell geriet Carsten für mich wieder in Vergessenheit. Die tägliche Arbeit forderte mich heraus, es wäre nicht angemessen, auch unprofessionell gewesen, einzelnen Schicksalen zu viel Aufmerksamkeit zu schenken. Das Wesen der therapeutischen Arbeit liegt schließlich darin, eine Beziehung aufzubauen, sie für die Dauer der Behandlung zu halten, dann wieder zu lösen. Und das gilt für alle Patientinnen und Patienten. Jede und jeder sollte das gleiche Recht haben. Darum bemühte ich mich als Arzt täglich.

Schicksale wie das von Carsten gab es praktisch in jedem zweiten Zimmer meiner Station. Dazu das ganze Spektrum neurologischer Erkrankungen, wovon Schlaganfälle nur einen Teil ausmachten. Kurz: Es war eine intensive, aufreibende, aber doch auch schöne, interessante und nicht selten inspirierende Arbeit, sehr abwechslungsreich und mit sehr viel Verantwortung, die stets zu spüren war. Selbst an den Wochenenden brauchte ich immer etwas Zeit und Abstand, um die Klinik gedanklich und gefühlsmäßig völlig hinter mir zu lassen. Unter dem Strich gelang mir das jedoch ganz gut. Meine Lebensgefährtin und spätere Ehefrau lebte zu der Zeit in einer anderen Stadt, wir sahen uns am Wochenende, wenn ich keinen Dienst hatte. Das Leben war aufwendig, aber es durfte so weitergehen.

Wenige Wochen nach der Entlassung von Carsten bat mich der Leitende Oberarzt der Klinik zu einem persönlichen Gespräch. Am späten Nachmittag kam er zur verabredeten Zeit auf meine Station. Wir ließen uns in einem kleinen Sitzbereich am Ende des Flures nieder, waren dadurch sichtbar für alle, die auf dem Flur zu tun hatten, aber zugleich etwas abgeschirmt. Als machte er Visite bei mir. Unumwunden sprach er mich an: „Herr Esch, Sie sollen wissen, dass wir mit Ihrer Arbeit hier sehr zufrieden sind. Sie leisten eine außergewöhnliche Medizin, das wissen wir sehr zu schätzen. Heute möchte ich Ihnen jedoch einen Rat geben, einen persönlichen Rat, kollegial, aber auch aus Sicht eines Älteren, der sich um Sie sorgt."

Ich wartete gespannt darauf, was jetzt kommen würde.

„Das Berufsleben ist ein Marathon. Es ist gut, wenn Sie sich früh die Hörner abstoßen, sonst schaffen Sie das nicht. Dafür haben Sie noch zu viele Jahrzehnte vor sich. Diese Art von Medizin halten Sie so nicht durch. Für uns reicht eine ausreichende Medizin, es muss keine sehr gute sein, nicht einmal eine gute. Auch das Gesetz verlangt von uns nur, zweckmäßig und ausreichend zu behandeln. Vielleicht denken Sie darüber einmal nach."

Ich schätzte das offene Wort. Das hatte ich schon früh gelernt, vor allen Dingen von meiner Mutter. Als gebürtiger Hanseat mag ich Direktheit und Aufrichtigkeit. Kein langes Um-den-heißen-Brei-Herumreden oder Herumfackeln. Also fackelte ich nicht lang, sondern ging.

Etwa drei Jahre später – meine Frau und ich waren gerade nach unserem ersten längeren beruflichen USA-Aufenthalt von Boston wieder nach Deutschland zurückgekehrt und dabei, uns nunmehr als frischgebackene, junge Familie im Münsterland neu einzurichten – fand ich im Briefkasten unserer neuen Wohnung einen Brief. Adresse und Absender waren mit schwer lesbarer Schrift und einem offenbar nur wenig angedrückten Kugelschreiber geschrieben worden. Ich öffnete den Umschlag. Heraus fiel ein Foto. Es zeigte Carsten mit seiner Lebensgefährtin auf der häuslichen Terrasse, im Hintergrund die roten Klinker ihres Reihenhauses. Carsten stand hinter seinem Rollstuhl, er hielt die Griffe in der Hand, der Stuhl war leicht unter den Gartentisch geschoben, auf dem offensichtlich gerade eine Kaffeetafel gedeckt war. Ein weiterer Gartenstuhl stand zurückgeschoben, das abgebildete Geschirr ließ vermuten, dass dort gerade noch seine Partnerin gesessen hatte, die nun offenbar das Foto schoss. Carsten blickte mit einem breiten Grinsen in die Kamera. Es war, als würde er mich direkt anschauen. Auf der Rückseite des Bildes stand, mit kaum lesbarer, krakeliger Schrift: „Herr Esch! Es hat leider etwas gedauert. Was machen wir als Nächstes?"

Das traf mich wie ein Schlag.

Sich gegenseitig stützen: Das Unterstützungs-Netzwerk

In dieser Übung möchte ich Ihre Imagination bemühen, genauer Ihre Vorstellungskraft bezüglich Ihres Körpers und seiner Verbundenheit mit anderen Menschen und Orten. Sie entscheiden, ob Sie dabei sitzen oder liegen, die Augen offen oder geschlossen halten.

- Körperrückseite: Wie sieht Ihr Rücken aus? Und wie fühlt er sich an? Wer stärkt Ihnen den Rücken? Erinnern Sie sich, wer das bereits in der Vergangenheit gemacht hat? Denken Sie an Ihre Eltern, die Großeltern, an Menschen, die vielleicht nicht mehr da sind; an Freunde, Lehrkräfte, Mentoren, Unterstützer und Vorbilder. Wem verdanken Sie, dass Sie heute hier sind, und, in einem positiven Sinn, dass Sie das geworden sind, was Sie jetzt sind? Zu wem schauen Sie auf, wen bewundern Sie, von wem haben Sie gelernt? Wer steht oder stand hinter Ihnen? Auf wen können oder konnten Sie sich verlassen?
- Körpervorderseite: Wer geht vor Ihnen? Wen stützen und schützen Sie? Für wen ordnen oder öffnen Sie dabei Wege? Wem geben Sie konkreten Halt? Wem stärken Sie den Rücken? Wem sind Sie Mentor oder Vorbild, für wen sind Sie vielleicht sogar ein Held? Denken Sie an Ihre Kinder oder Enkel, jüngere Arbeitskolleginnen und Kollegen etc. Wer holt sich bei Ihnen Rat, blickt zu Ihnen auf?
- Die Körperseiten, Ihre Flanken: Wer geht jeweils zu Ihrer Rechten und zur Linken? Wer sind Ihre unmittelbaren Wegbegleiter und Begleiterinnen? Mit wem sind Sie auf Augenhöhe? Mit wem halten Sie sich möglicherweise an den Händen? Denken Sie an den Lebenspartner oder die Lebenspartnerin, an Geschwister, Kollegen, den Freundeskreis.
- Ihre Füße: Spüren Sie den Kontakt Ihrer Sohlen mit dem Boden: Worauf stehen Sie? In welcher Heimat und Kultur bewegen Sie sich? Was erdet Sie, worauf können Sie bauen? Was ist Ihnen vertraut, macht Ihr Zuhause konkret aus? Wo fühlen Sie sich eingebettet, heimelig, behütet?
- Kopf: Spüren Sie Ihren Scheitel, den Abschluss Ihres Körpers, die Weite darüber? Mit wem oder was fühlen Sie sich „nach oben“ verbunden? Was verbindet Sie möglicherweise zum Großen und Ganzen? Wer oder was gibt Ihrem Leben Sinn? Was inspiriert oder begeistert Sie? Gibt es etwas Absolutes oder Transzendentes in Ihrem Leben – aus Ihrer ganz persönlichen Sicht?

Sich gegenseitig in der Essenz begegnen

Als Jugendlicher ruhte ich mich einmal während einer Studienreise einen Moment auf einer Bank auf einem Moskauer Friedhof aus. Eine ältere Dame setzte sich zu mir. Zu unseren Füßen, vor der Bank, pickte eine Taube die Samen auf, die die Dame zuvor auf dem Boden verteilt hatte. Unter unserer Bank saß eine Katze, die jedoch keinerlei Anstalten machte, die Taube zu stören, die sowieso nichts aus der Ruhe zu bringen schien.

Die alte Dame musste mich als Fremden wahrgenommen haben, denn nach einer kurzen Pause sprach sie mich in gebrochenem Englisch an: „So einfach ist es manchmal. Friedlich können wir miteinander sein, wo wir eben noch Feinde waren. Warum können wir Menschen nicht wie diese Taube und Katze sein?"

Nie werde ich diesen letzten Satz vergessen.

Bestimmt kennen Sie das auch: Sie kommen ins Gespräch mit einem fremden Menschen, dem sie beim Einkaufen an der Gemüsetheke begegnet sind. Oder mit einem Fremden, der sein Auto auf dem Parkplatz neben Ihres gestellt hat. Oder mit ein paar Freunden bei einem geselligen Abend. Und auf einmal gibt es da diesen Moment: Sie sagen oder hören etwas und Ihre Blicke treffen sich. Es entsteht eine kurze, besonders innige Verbindung. Die Zeit scheint für einen Moment den Atem anzuhalten. Man könnte eine Stecknadel fallen hören oder den berühmten Groschen: Denn eben hat einer von Ihnen etwas Wichtiges gesagt oder etwas Elementares verstanden. Etwas hat Sie und Ihr Gegenüber tief im Inneren berührt. Ein unvermittelter Moment der absoluten Verbundenheit, des Verstehens und Sich-verstanden-Fühlens. Sie haben sich mit Worten und Blicken gegenseitig in Ihrer Essenz erreicht.

DER HEILIGE MOMENT

Als Arzt und Forscher war mir über einen längeren Zeitraum aufgefallen, dass solche Begegnungen gerade im ärztlichen und therapeutischen Kontext gar nicht so selten sind. Ich habe sie dort immer wieder erlebt, übrigens auch als Patient. Insbesondere in den Gesundheitskursen, die wir im Bostoner Mind Body Medical Institute oder auch in der Wittener Universitätsambulanz anboten, kam es an irgendeinem Punkt im Kursverlauf zu diesem besonderen Moment. Ich hatte zwar nie so recht verstanden und hätte auch nicht genau vorhersagen können, wann, bei wem und warum dieser Zustand eintrat, aber ich konnte mich darauf verlassen, dass es diesen Heiligen Moment, wie ich ihn heute nenne, geben würde. Und dass er ein echter Therapie-Booster ist.

In der langjährigen Entwicklungs- und Implementierungsphase von BERN in der Universitätsambulanz in Witten und davor führte ich diesen Stressbewältigungskurs mit über 1000 Teilnehmenden durch und leitete die Gruppen an – mit einer typischen Größe von etwa zwölf Personen. Immer wieder war ich fasziniert davon, welche individuellen und kollektiven Veränderungen sich innerhalb der acht Wochen zeigten, in denen wir als Gruppe zusammenkamen und gemeinsam den inneren Arzt aktivierten. Der Ruck, der innere Aufbruch der Einzelnen wie der Gruppe, war nicht zu übersehen: in den Gesichtern, im Lächeln, in den Augen, in der Haltung. Es war deutlich zu erkennen und zu spüren, wie in der Gruppe zugleich eine tiefe und stützende Verbundenheit, ein geteiltes Erleben und Anteilnehmen, eine Übereinkunft und Gemeinsamkeiten entstanden – wie in einer kleinen Gemeinde.

Dieser Heilige Moment fiel nicht nur mir als Kursleiter auf. Alle im Raum spürten ihn. Die vermeintlichen Ursachen waren vielfältig: eine Idee zu einem Perspektivenwechsel, eine neue Sicht auf ein Problem, eine alternative Art, auf Lösungen zu schauen, diese überhaupt für denkbar zu halten. Auch ein möglicher Einbezug der scheinbaren Gegenseite („Kann man das auch anders sehen?"), das Infragestellen oder Aufbrechen festgefahrener Gedankenmuster und Annahmen, das Abschalten des Autopiloten, vielleicht ein

Aufwachen und Sich-Wiederfinden, manchmal auch das Herausfinden aus einer lang konservierten inneren Erstarrung. Große oder kleine Dinge konnten konkrete Auslöser oder auch Konsequenzen sein, Erkenntnisse, Augenblicke der Erleichterung, als wenn sich ein inneres Ventil öffnete und einem plötzlich alles klar schien. Solche Momente von tiefer Wahrheit und Wahrhaftigkeit habe ich oft erlebt.

Als ich anfing, das Phänomen des Heiligen Moments genauer zu beobachten, stellte ich fest, dass die Kursteilnehmenden im Anschluss daran oftmals mit stärkerem Nachdruck, mit mehr Selbstsicherheit und Zutrauen ihre Verhaltens- und Lebensstiländerungen vornahmen. Mein Forscherinstinkt regte sich. Konnte es sich hier um ein generalisierbares Phänomen handeln? Das man auch wissenschaftlich beobachten und fassen konnte? War es etwa kein Zufall, wenn sich Teilnehmer oder Teilnehmerinnen, die zuvor noch schüchtern oder geknickt in der Gruppe saßen, zunehmend – oder auch beinahe plötzlich – aufrichteten, sich mehr und mehr entfalteten, im wahrsten Sinne des Wortes aufblühten? Heute sprechen wir in diesem Zusammenhang in der Forschung auch von „Flourishing".

Ich fragte mehrere Kolleginnen und Kollegen, ob sie diesen besonderen, Heiligen Moment ebenfalls aus der Praxis kannten, und war erstaunt zu hören, dass alle meine Beobachtung bestätigten. Auf die zweite Frage, ob sie diese Art von Begegnung für relevant und wichtig in ihrer therapeutischen Arbeit erachten würden, kam die Rückmeldung, dass sie darüber noch nicht so recht nachgedacht hätten. Aber als ich jenes Phänomen und seine möglichen Auswirkungen ansprach, zeigte sich: Sie arbeiteten tagtäglich und wie selbstverständlich damit.

Im Grunde genommen habe ich mit Carsten, den ich wegen eines Schlaganfalls in der Sauerländer Klinik behandelte, bereits einen solchen Heiligen Moment erlebt, auch wenn mir das damals noch nicht bewusst war. Die naiven und unrealistischen Schritte, die ich ihm vorgab, motivierten ihn. Erst mit dem Brief beziehungsweise dem Foto realisierte ich, dass mein Vorschlag, als Nächstes aus dem Rollstuhl aufzustehen, auch fahrlässig war. Mir war damals nicht klar, dass wir aus seiner Sicht noch in einer therapeutischen Beziehung standen. Für mich war die Beziehung bereits beendet, für Carsten ging sie weiter, war noch nicht gelöst. Im Gegenteil: Die Beziehung zu seinem äußeren Arzt war richtungsweisend für seinen inneren Arzt. Möglicherweise hatte ich ihm instinktiv das „Richtige“ gegeben.

Fast 20 Jahre später machte ich aus der Idee des Heiligen Moments eine wissenschaftliche Fragestellung und startete ein Forschungsprojekt an meinem Wittener Institut. Eine Medizinerin, die bei mir promovierte, fragte systematisch bei Allgemeinmedizinern und medizinerinnen nach, ob ihnen der Heilige Moment bekannt sei. Die Antwort war eindeutig: Alle konnten es im Prinzip bestätigen. Es gab diese innigliche Begegnung, die über ein kleines oder ein großes Thema stattfinden konnte. Diesen „Aha-Moment“ erachteten sie – übrigens ebenso wie die von uns befragten Patienten – als relevant für den weiteren therapeutischen Verlauf sowie die Beziehung zwischen Arzt/Therapeut und Patient.

Solche echten Begegnungen mit seinen Mitmenschen haben zu können, ihn oder sie in ihrer Essenz treffen zu wollen – wenigstens für einen Moment –, scheint also bedeutsam und vielleicht sogar ein menschliches Grundbedürfnis zu sein.

Wenn dann noch ein Aspekt des Wohlwollens, der Fürsorge, vielleicht sogar des Heilens, involviert ist, könnte dieser Heilige Moment besonders eindrücklich sein: sich wahrhaft und authentisch begegnen. Ganz füreinander da sein. Zugänglich und erreichbar sein. Im Hier und Jetzt anwesend sein – präsent –, ein Geschenk für den Mitmenschen, wie das englische Wort present zum Ausdruck bringt (das sowohl Gegenwart als auch Geschenk bedeutet). Im inneren Kern offen, dabei einladend und nicht verbergend sein, stattdessen ehrlich und unverstellt.

Eine Kollegin, Amy Ship, ebenfalls Allgemeinmedizinerin und wie ich seinerzeit in Boston im BIDMC, im bereits erwähnten *House of God* tätig, beschrieb diesen Zusammenhang einst berührend in einer Dankesrede, die sie 2009 anlässlich der Verleihung eines Preises für Mitgefühl und Fürsorge in der Medizin hielt. Sie schilderte, wie sie aufgrund der Tatsache, dass sie zwei behinderte Kinder hatte, die beide unheilbar krank waren und das Erwachsenenalter nicht erleben würden, immer wieder unzählige Arzttermine mit ihnen absolvieren musste.

Wie die jeweiligen ärztlichen Kollegen und Kolleginnen ihre eigene Hilflosigkeit überspielten, indem sie ihrem direkten Blick auswichen und sie als Mutter kaum zu Wort kommen ließen, stattdessen Anordnungen machten oder zusätzliche Untersuchungen vorschlugen. Dazu immer wieder das Gerede im Sinne von „Es wird schon!“

Es wurde nicht. Beide Kinder verstarben später. Dabei war es Amy weniger um die Fakten gegangen, die sie längst kannte, war sie doch selbst profilierte Harvard-Ärztin. Natürlich hatte sie auch Expertise und Rat gesucht, aber letztlich wünschte sie sich den profunden Moment einer menschlichen Begegnung auf Augenhöhe. Es ging ihr um ein Gesehen-Werden, ein Einverständnis, auch um Trost, Mitgefühl und Fürsorge.

Sehr berührend beschrieb Amy den einen Moment, als ein Kollege einmal die faktische Stille zwischen ihnen zulassen und aushalten konnte, ihr unvermittelt in die Augen schaute, ihren Blick erwidernd, und doch nicht mehr für sie bereit hatte als das Angebot, sie gerade wirklich zu sehen. Nur für sie da zu sein, nicht als Arzt oder Kollege, sondern als Mensch, der auch ein Arzt war. Mit dem sie diesen einen Moment teilen konnte. Sie war jetzt nicht mehr allein – was für ein Trost! Ein geteilter, Heiliger Moment. So einfach ist es manchmal.

DEM, WAS SCHON DA IST, RAUM GEBEN

Im Studium wie auch im späteren Berufsleben habe ich mich immer darum bemüht, Theorie und Praxis miteinander zu vereinen. Schon als Student konnte ich nicht nachvollziehen, warum man als Therapeut oder Arzt – Hausarzt zumal – nicht auch eine naturwissenschaftliche Ausbildung, wenigstens ein gesteigertes Interesse, haben darf. Und warum man andersherum als Grundlagenforscher, etwa als Neurowissenschaftler, nicht auch einen Fuß in der Arztpraxis haben darf.

Im Laufe meiner Karriere, beginnend mit meiner Doktorarbeit, in der ich ein experimentelles Paradigma der molekularen Gesundheitswissenschaft ersann und erforschte, habe ich mich mehr und mehr in die modellhaften Grundlagen von Gesundheit und Gesundheitserzeugung vertieft. Dabei reifte in mir die zentrale Frage, was für ein Individuum die Ausgangspunkte und „Zutaten" einer erfolgreichen Anpassung – für Selbstregulation, Selbstheilung und Resilienz – inmitten einer sich konstant wandelnden, herausfordernden und stressigen Welt sind.

Weil ich an die biologischen Grundlagen der Medizin und somit auch der Gesundheit glaube, arbeitete ich zunächst mit einfachen Zellen, teilweise sogar mit Bakterien und Einzellern, um dann meinen Weg hinauf zu komplexeren Lebewesen und schließlich zum Menschen zu gehen. Ich habe mich viel mit Evolutionsbiologie beschäftigt und die Frage erörtert, ob das, was für einzelne Zellen offensichtlich erfolgreich war und sich in der Biologie durchsetzte – was im Lauf der Evolution nicht ausgemustert wurde, sondern am Ende auch in den menschlichen Organismus Eingang fand –, nicht viel stärker in unsere heutigen Überlegungen zu Therapie und Heilung einfließen sollte. Im Kern interessierte mich immer die Frage: Wie können Lebewesen – als individuelle Subjekte – ihr Selbst erhalten, wenn alles andere, die Welt, aber auch der eigene Organismus, der eigene Körper, im ständigen Umbau ist und schließlich vergeht?

Was sind unsere bewussten oder unbewussten Motive? Was treibt uns an? Was lässt uns immer wieder aufs Neue den nächsten Tag angehen?

Auf der Suche nach einer Antwort wandelte ich beständig zwischen den Molekülen und der makroskopischen Welt hin und her, vor und zurück. Natürlich sah ich immer nur einen kleinen Ausschnitt, meine eigenen Kenntnisse waren naturgegeben begrenzt und bescheiden, aber ich hatte das große Glück, immer wieder größeren und sehr versierten Teams angehören zu dürfen, sodass wir gemeinsam eben doch ein Stück weiterkamen.

Schnell wurde mir klar, dass das Gehirn – bei einfacheren Organismen: das Nervensystem beziehungsweise einzelne Nervenzellen – der Ort war, wo letztlich die zentralen Steuerungen in Echtzeit, also mitten im Leben, vorgenommen wurden. Dies passierte zum einen auf Basis der Gene und zellulären Möglichkeiten (der Hardware), zum anderen nach Prinzipien der Anpassung und Selbstregulation. Es musste also „irgendjemand" den Hut aufhaben, einen Plan haben oder die Koordination übernehmen. Wie in einem kybernetischen System muss es eine Entität geben, so dachte ich, die Ist- und Sollwerte ständig abgleicht (das Betriebssystem), dazu den Bauplan hinzunimmt und, wenn notwendig, jenen Plan auch mal selbst anpasst oder, in kleinen Teilen, umschreibt. Heute spricht die Forschung in diesem Kontext von Plastizität (Software).

Unabhängig davon, dass die geschilderten Prozesse am Ende auf (epi)genetischer Ebene, also im Zellkern, ihren primären Ausdruck finden, müssen sie doch einem integralen Prinzip unterliegen. Irgendwas muss hier für Ordnung sorgen, irgendwo müssen die Regler bedient werden. Und dieses integrale Ordnen, so meinte ich damals und meine es heute mehr denn je, kann nur im Hirn seine Heimat haben. Zumindest bei Lebewesen wie uns Menschen, die über ein solches verfügen. Denn genau das ist doch fraglos eine seiner zentralen Aufgaben.

Wir müssen also im Gehirn nach solchen Orten und Prozessen schauen, die individuelle Motive, Stimmungen, Bedürfnisse und Beweggründe mit der Biologie und der Umwelt, mit dem Machbaren und vermeintlich Sinnvollen, abgleichen und in Einklang bringen. Und auf dieser Basis Verhalten initiieren, das heißt planen, durchführen und belohnen.

Wir müssen also nach dem Motivations- und Belohnungssystem schauen und verstehen, wie es tickt und was es, was uns, jeweils motiviert. Was die Biologie für uns vorgesehen und uns als Instrument eingebaut hat, kann nicht grundsätzlich falsch oder schlecht für uns sein. Das, was uns antreibt und bewegt (= motiviert, wortwörtlich), sollte grundsätzlich auch erst einmal sinnvoll und gesund sein. Soweit die logische Ausgangsbasis.

Und damit sind wir in der Essenz dieses Buches und meiner Arbeit der letzten 25 Jahre angekommen: Was fühlt sich lohnenswert für uns an, was macht uns – Tag für Tag, Monat für Monat, Jahr für Jahr – glücklich und zufrieden? Welche unterschiedlichen Formen und Arten von Beweggründen, Bedürfnissen und „Glücksbringern" gibt es? Wie verändern sich jene möglicherweise über die Lebenszeit? Wie verändert sich unsere Software, eventuell aber auch die zugrunde liegende Hardware, weil uns, rein biologisch, im Laufe eines Lebens unterschiedliche, sich wandelnde Herausforderungen begegnen, wir unterschiedliche Funktionen und Bedürfnisse erfüllen müssen? Macht es da nicht Sinn, dass wir genau dort einmal präziser hinschauen und mehr darüber erfahren?

Wenn wir dann mehr wissen, mehr verstehen, würden solche Erkenntnisse über die sich möglicherweise wandelnden individuellen Sinnstifter eines Lebens – die semiotischen, subjektiven Bedeutungen (genauer: Bedeutungszuteilungen) – nicht auch unser Verständnis von Gesundheit und Medizin, von Therapie und Heilung und auch Selbstheilung verändern? Verändern müssen? Und müssten wir dann nicht auch unsere Definition von Gesundheit überdenken und erweitern? Indem wir die in diesem Buch vorgestellte vierte Dimension der Bedeutung ergänzen? Könnte diese neue Dimension das Subjekt – beziehungsweise das Subjektive in der Medizin – stärken und anerkennen, nicht als alternative Medizin, sondern als paradigmatische und ganzheitliche Erweiterung? Ganz selbstverständlich und natürlich, vollkommen unpolitisch, weltanschauungsfrei und unaufgeregt?

Würde die Antwort auf all diese Fragen „ja" lauten, wäre es dann nicht an der Zeit, einerseits mit hochklassiger, selbstbewusster und rigoroser Forschung diesen Bereich immer weiter zu fördern, sichtbarer zu machen und noch besser zu verstehen? Und wäre es dann nicht ebenso Zeit, die bereits bestehenden Erkenntnisse flächendeckend in praktische Handlungen, Programme und Anwendungen zu gießen?

Genau das habe ich als Arzt und Forscher versucht – auf Basis meiner Vorbilder und Vorreiter, etwa an der Harvard Medical School, am Mind Body Medical Institute und in Witten in der primärmedizinischen Universitätsambulanz. Immer mit dem Ziel, das, was wir bis dato wissen, kennen und können, auf bestmögliche Weise in die Praxis zu bringen. Und dies nicht als Selbstzahler- oder Luxusmedizin, sondern offen für alle Patientinnen und Patienten. Damit sie eine Medizin erleben, die das eine tut, nämlich zu behandeln – das heißt, den äußeren Arzt walten zu lassen –, das andere dabei aber nicht lässt, nämlich den inneren Arzt zu aktivieren und zu stärken. Oder umgekehrt.

Die begleitende Forschung bestärkt und motiviert mein Team und mich sehr. Auch die mediale Aufmerksamkeit ist beachtlich. Die Geschichten unserer Patientinnen und Patienten sind berührend, positiv und zum Teil wundersam, manchmal kaum zu glauben.

Immer mehr Menschen machen sich auch in Eigenverantwortung auf, um beispielsweise die in diesem Buch dargestellten Ansätze in ihr Leben zu integrieren.

WAS ICH VON MEINEN PATIENTEN GELERNT HABE

Langsam gibt es erste Nachahmer und Verbündete unter den Kolleginnen und Kollegen in Medizin und Therapie. Doch dieser Prozess ist träge und zäh. Die wichtigsten Hinderungsgründe, die ich immer wieder höre:

1. „Ich habe keine Zeit."
2. „Das bezahlt mir keiner."

Erstaunlicherweise höre ich fast nie: „Ich habe das nicht gelernt" oder „Ich weiß nicht, wie das geht." Obwohl genau das meistens stimmen würde. Leider. Und fast immer höre ich: „Ja, das müsste man eigentlich machen."

Und nun? Dieses Buch richtet sich ja weniger an meine fachlichen Kolleginnen und Kollegen als an alle, die an Gesundheit interessiert sind, weswegen ich die ganze Litanei an Fachargumenten pro *Sinn in der Medizin* hier nicht runterrattern möchte. Wobei ein überzeugendes Nebenargument schon allein sein könnte – auch das haben wir untersucht –, dass Ärzte, die integrativ, ganzheitlich oder eben Mind-Body-medizinisch arbeiten, viel zufriedener und glücklicher sind als ihre Kollegen, die das nicht tun. Die Zufriedenheit der Ärzte, einer Berufsgruppe, die in besorgniserregender Weise unter Burnout leidet, steigt enorm mit einer erlebten Sinnhaftigkeit und Interaktion im Arbeitsprozess.

So etwas wie Sinnerleben kann jedoch im gegenwärtigen Gesundheitssystem nicht automatisch vorausgesetzt werden. Es muss mitunter erst erzeugt werden oder findet, beispielhaft, im beschriebenen Begegnungsraum des Heiligen Moments statt. Die Frage also ist, ob und wie wir solche Formen des Miteinanders, der Verbundenheit und des Sinnerlebens in einem professionellen Kontext aktiv fördern können. Und ob der Medizinbetrieb das überhaupt will.

Die Patientinnen und Patienten – oh ja, die wollen es! – haben längst schon mit den Füßen abgestimmt. Wir sehen es in Einrichtungen wie der unserer Wittener Universitätsambulanz, aber auch in der Verbreitung der einschlägigen Literatur, der Gesundheits- und Selbsthilfe-Apps und sonstiger Angebote. Aber wollen wir Ärzte die Patienten paradigmatisch damit allein lassen? Und uns selbst auch?

Kommen wir noch einmal zu den wichtigsten Gegenargumenten: Wenn ich Kolleginnen und Kollegen, aber auch Beratern, Coaches und Therapeuten von meinen Forschungen oder von diesem Buch erzähle, dann höre ich, so oder ähnlich, beständig: „Ja, genau! Die mit dem Leben Unzufriedenen und in diesem Kontext Kranken – oder nicht wirklich Gesund-Werdenden – sind die größte Patientengruppe in meiner Praxis. Und, ja, Ihre Idee mit der Bedeutung, das heißt mit dem Verlust von Sinn und Heimat, das ist genau das, woran es diesen Menschen fehlt."

Viele Kollegen erscheinen dabei selbst bedürftig oder dürstend nach etwas, das ihnen sinnvoll oder sinnstiftend erscheint. Nach etwas, das dem eigentlichen Kern des Problems vieler Patienten oder Klienten deutlich näher rückt. Natürlich ist die in diesem Buch vorgestellte vierte Dimension von Gesundheit und Medizin nur ein Aspekt – aber ein durchaus wirksamer, befriedigender und bisher stark vernachlässigter. Und, ja, das medizinische Personal ist meiner Erfahrung nach grundsätzlich bereit, die Herausforderung anzunehmen und das bisherige, oftmals lineare Denken zu verlassen und stärker kybernetisch, komplex und in ganzheitlichen Zusammenhängen zu agieren. Ich finde das toll! Der innere Arzt braucht die motivierten äußeren Ärzte, es geht nicht ohne sie, zumindest nicht gut. Denn idealerweise, im Sinne einer ganzheitlichen und ressourcenorientierten Medizin, arbeiten beide Hand in Hand. Als äußerer Arzt verstehe ich mich auch als Zuhörer und Ermöglicher. Ich habe Fachwissen, brauche aber auch die Hilfe des inneren Arztes, um gemeinsam mit ihm Lösungen zu heben und in die Umsetzung zu bringen.

Und wie sieht es mit Zeit und Geld aus? Nun, einerseits arbeiten Leute wie ich daran, als Wissenschaftler, Autoren und Praktiker, die Grundlagen zu schaffen, Argumente zu sammeln und offenzulegen, Möglichkeiten aufzuzeigen, um auch als vermeintliche *Best Practice*-Beispiele voranzugehen. Dabei ist alles im Fluss und keiner hat die allein gültige, einzig beste oder bereits abschließend fertige Lösung. Aber man kann es sich anschauen, es untersuchen. Man kann voneinander lernen.

Andererseits aber hindert schon jetzt niemand die Kolleginnen und Kollegen daran, bereits heute etwas mehr Zeit für eine echte und authentische Begegnung zwischen Menschen, zwischen dem äußeren und dem inneren Arzt einzurichten. Ganz ehrlich: Wer macht denn den Terminkalender? Wer sagt denn, ob für einen Kontakt prinzipiell nur drei oder fünf Minuten zur Verfügung stehen? Ich kenne all die vielen Sachzwänge und faktischen Gegenargumente. Vielleicht würde es sich für mich als Arzt ja lohnen, in welcher Währung auch immer, vielleicht sogar eines Tages auch in Zeit und Geld, wenn ich etwas weniger Patienten am Tag „durchschleuse", dafür aber selbst ausgeglichener und zufriedener bin, vielleicht auch glücklich darüber, mehr vom Sinnstiftenden zu tun und zu erleben? Wenn ich eine andere Tonalität erlaube und dem Patienten zutraue, dass sein innerer Arzt ebenfalls ein Experte ist, der etwas zur Heilung beitragen kann? Wenn ich anerkenne, dass er nicht nur ein Problem mitbringt, sondern auch eine mögliche Lösung? Wenn ich regelmäßig Heilige Momente im Praxisalltag erlebe und die Patienten zusätzlich einlade und ermutige, eventuell inspiriere, sich etwas mehr für die eigene Gesundheit einzusetzen – was diese dann auch nachweislich zu tun bereit sind? Wenn ich als Therapeut plötzlich in meinem Gegenüber einen Verbündeten und Partner entdecke?

Ich für meinen Teil möchte uns allen von Herzen zurufen: Lassen Sie es uns (mehr) tun!

Träte die Feuerwehr nur an für das, wofür sie direkt bezahlt wird und jeweils einen offiziellen, bürokratischen Auftrag hat, dann würde manch brenzlige Situation, mancher Schwelbrand ungebremst zum Flächenbrand ausarten. Wie belohnend aber, wenn die Menschen ertüchtigt werden, selbst Feuer zu löschen oder gar nicht erst eine brenzlige Situation aufkommen zu lassen. Die Befriedigung genau darüber durfte ich regelmäßig erfahren. Ich möchte an der Wurzel ansetzen, früher da sein. Und es geht! Das haben mich meine Patientinnen und Patienten gelehrt.

MEDIZIN TRIFFT SEELSORGE

Als ich einem Bekannten, der ebenfalls im Gesundheitswesen tätig ist und dort eine leitende Funktion hat, von der Idee zu diesem Buch erzählte, wurde er plötzlich ganz andächtig und dann geradezu euphorisch. Ich hatte gerade über die zugrunde liegenden, langjährigen Beobachtungen aus meiner Praxis und Wissenschaft sowie über die vierte Dimension der Gesundheit gesprochen, also um das Hinzunehmen einer subjektiven Bedeutungsdimension – Heimat und Kultur zum einen sowie Sinn und Spiritualität zum anderen – in die bisher nur aus drei Teilen bestehende bio-psycho-soziale Beschreibung der Medizin.

„Genau das habe ich als Kind schon erlebt", begann er zu erzählen. „Zwischen dem Heiligen und Sakralen auf der einen Seite und dem Medizinischen und Naturwissenschaftlichen auf der anderen – und auch der Heimat – ist es manchmal nur ein ganz kurzer Weg, eine feine Grenze."

„Was meinst du damit?", fragte ich.

„Du musst wissen, dass mein Vater evangelischer Pfarrer und meine Mutter Allgemeinärztin bei uns im Dorf waren. Ein sehr heimeliges Dorf, beschaulich. Heimat eben, manchmal auch ganz schön eng."

Ich nickte und lauschte.

„Meine Eltern sahen häufig die gleichen Menschen, mein Vater im Gottesdienst oder während seiner seelsorgerischen Tätigkeit, auch im Bereich der Gemeindearbeit. Meine Mutter in ihrer hausärztlichen Praxis, die einen Steinwurf von der Kirche entfernt lag. Schon bildhaft schauten die beiden aufeinander."

Ich konnte mir das gut vorstellen.

„Bei uns im Flur zu Hause, direkt neben dem Eingang bei der Garderobe, da stellten beide abends ihre Notfallkoffer ab: Mein Vater hatte einen dafür, wenn er etwa nachts gerufen wurde, um einen Verstorbenen auszusegnen, einen Schwerkranken oder Sterbenden zu begleiten, aber auch für schöne Ereignisse, für Segnungen generell, für Taufen, sogar für häusliche Geburten. Der Koffer erleichterte es ihm, seinen Dienst auch außerhalb der normalen Zeiten und außerhalb der Kirche vorzunehmen."

„Und deine Mutter?", hakte ich nach.

„Die hatte einen ganz ähnlichen Koffer, nur eben mit Spritzen, Ampullen, Verbandsmaterial und solchen Dingen. Notfallmedikamente, Stethoskop, auch Totenscheine waren da drin. Sie benutzte ihn ebenfalls, um außerhalb der normalen Praxis-Sprechzeiten die Menschen in Not zu besuchen. Dann ging es vielleicht weniger um die seelische Not als die körperliche, aber am Ende waren es die gleichen außergewöhnlichen Situationen, die auch sie am Wochenende oder nachts aus dem Bett trieben. Sie hatte ihren Arztkoffer für Hausbesuche, um Menschen zu sehen, die ihre Hilfe benötigten, um ihnen in schweren Momenten, manchmal auch in besonders schönen, beizuwohnen."

Er redete schnell und mit Nachdruck, fast als sei er durch seine eigenen Erinnerungen ganz aufgeregt. Ich konnte ihn gut verstehen.

„Weißt du, Tobias, für mich ist die Verbindung zwischen dem Heiligen, den Sakramenten gewissermaßen, und dem Hausärztlichen immer ganz unmittelbar und offensichtlich gewesen. Manchmal berühren sich die beiden Domänen ganz direkt, nicht nur metaphorisch – wie die beiden Koffer meiner Eltern in unserem Flur zu Hause."

Ich sah die Koffer vor mir und hörte weiter gespannt zu.

„Wo ist das Heilende eigentlich in den Religionen geblieben? Und wo das Heilige in der Medizin? Heute betreiben viele Menschen Achtsamkeit und Meditation als Hobby. Sie gehen am Wochenende in Wellness-Tempel, im Urlaub besuchen sie buddhistische Klöster oder Retreats. Wie kann man die Tempel in die Medizin bringen? Direkt dorthin, wo das Leid zu Hause ist?“

Ja, das fragte ich mich tatsächlich auch schon länger.

„Warum bieten Krankenhäuser eigentlich Seelsorge an, sofern das überhaupt noch der Fall ist? Oder Krankenkassen die von euch entwickelte Meditations-App? Ich finde die wirklich toll, verstehe mich bitte nicht falsch. Aber was wäre, wenn man stattdessen die Medizin in die Tempel bringt? Wenn das Heilige die Klammer ist, das wirklich Heilende, die Essenz, und die Medizin dann einfach nur dazukommt? Nicht umgekehrt?“

Eine spannende Frage, zugegeben.

„Ich bin in jedem Fall sehr dafür, die beiden Dinge zusammenzubringen und das eine um das andere zu erweitern. Dein Buch passt da genau hinein. Mach nur so weiter“, schloss er. „Ich bin dabei!“

Verbundenheit mit Fremden: Random Acts of Kindness

Random Acts of Kindness (RAK) sind kleine freundliche Gesten, die dazu dienen, das Leben anderer Menschen zu bereichern und positive Energie in die Welt zu bringen. Vor allem bringen sie einander näher und schaffen – sei es nur für einen kurzen Moment – eine innigliche Verbindung. Nachfolgend eine Anleitung, wie Sie RAK in Ihrem Alltag praktizieren können:

- Offenheit und Achtsamkeit: Seien Sie offen für die Bedürfnisse und Gefühle anderer Menschen um Sie herum. Bleiben Sie achtsam für die Gelegenheiten, in denen Sie eine positive Wirkung haben könnten. Achten Sie zum Beispiel auf Personen, die Hilfe benötigen könnten, sei es ein älterer Mensch, der Schwierigkeiten hat, eine Tür zu öffnen, oder jemand, der mit vielen Einkaufstüten kämpft. Bieten Sie Ihre Hilfe an, ohne etwas im Gegenzug zu erwarten.

- Lächeln: Das ist ein einfacher Akt der Freundlichkeit. Lächeln Sie Menschen an, sei es auf der Straße, im Supermarkt oder bei der Arbeit. Ein Lächeln kann den Tag eines anderen erhellen und eine positive Verbindung herstellen. Wichtig: Verwenden Sie dabei möglichst kein künstliches oder gar zynisches Lächeln. Gelingt es Ihnen, authentisch zu bleiben?
- Freundliche Worte: Nehmen Sie sich die Zeit, nette Worte und Komplimente zu verteilen. Ein einfaches „Danke“, „Bitte“ oder „Gut gemacht“ kann das Selbstwertgefühl anderer Menschen stärken.
- Spenden Sie Zeit: Helfen Sie einem Nachbarn beim Einkaufen, unterstützen Sie eine lokale gemeinnützige Organisation oder engagieren Sie sich ehrenamtlich. Bieten Sie anderen Ihre Zeit und Ihre Fähigkeiten an, die einen großen Einfluss haben können.
- Überraschungen: Versuchen Sie, jemanden mit einer unerwarteten Überraschung zu erfreuen. Das kann ein kleines Geschenk, eine Karte oder eine handgeschriebene Notiz sein. Diese Gesten zeigen den Menschen um Sie herum, dass Sie an sie denken und sie schätzen.
- Anonyme Taten: Zeigen Sie anderen Ihre Güte, indem Sie zum Beispiel eine Spende an eine wohltätige Organisation machen oder etwas Nützliches für jemanden tun, ohne dass er oder sie weiß, wer es getan hat. Anonyme RAKs können Menschen positiv überraschen und ein Lächeln auf ihr Gesicht zaubern.
- Verbreiten Sie positive Energie: Seien Sie eine Quelle der Positivität und ermutigen Sie andere. Teilen Sie Ihre eigenen Erfahrungen und Geschichten, die andere inspirieren könnten. Positives Denken und eine optimistische Einstellung können ansteckend sein. Zeigen Sie Dankbarkeit.
- Machen Sie RAK zur Gewohnheit: Es könnte ein Teil Ihres Lebensstils werden, andere zu ermutigen und zu unterstützen. Jede kleine freundliche Geste hat die Kraft, einen großen Unterschied in der Welt zu bewirken. Random Acts of Kindness sind nicht auf bestimmte Situationen beschränkt. Sie können sie in jedem Moment Ihres Lebens praktizieren. Seien Sie kreativ und finden Sie Möglichkeiten, andere zu erfreuen und Gutes zu tun. Sie werden erstaunt sein, wie sich Ihre Handlungen auf Sie selbst und auf andere auswirken.

Wenn höhere Mächte ins Spiel kommen – Jürgens Geschichte

Einer der letzten Patienten, den ich im Münsterland hausärztlich betreuen durfte, bevor meine Familie und ich die Region verließen, weil ich eine Stelle an der Berliner Charité angenommen hatte, war Jürgen. Zunächst sah ich ihn über einen längeren Zeitraum regelmäßig in der Praxis. Erst im größeren Abstand von Monaten, dann fast wöchentlich. Schließlich fuhr ich zu ihm im Rahmen meiner täglichen Hausbesuche.

Jürgen war Ende 30, als ich ihn erstmals traf. Nicht unüblich für eine Hausarztpraxis, war er über viele Jahre Patient bei uns gewesen, genauso wie seine Frau und seine Kinder, die Eltern und Schwiegereltern. Insgesamt also eine über viele Jahre gewachsene, vertrauensvolle Beziehung. Frühsommerliche Allergien, winterliche Erkältungen oder grippale Infekte, kleinere Wehwehchen der Kinder, wie sie unweigerlich passieren, wenn die Kleinen ihre ersten Schritte in die Welt gehen. Blessuren, auch ernstere Erkrankungen, das Beseitigen von Fäden nach Operationen, etwa infolge von Knochenbrüchen bei Unfällen, all diese Dinge, die eine gute hausärztliche Arbeit und Betreuung ausmachen, verorteten sich in dieser Praxis. Man kannte sich, man wusste voneinander. Das ist auch heute oft noch so: Kaum jemand weiß so viel über einen wie der Hausarzt oder die Hausärztin, insbesondere auf dem Land oder in kleinstädtischen Verhältnissen. Jobwechsel, Probleme mit den Nachbarn, Arbeitsunfähigkeiten, aber auch die großen Motive und Tragödien des Lebens werden hier geteilt und gemeinsam sortiert.

Jürgens Familie repräsentierte die typische Mittelschicht im Münsterland. Ich lernte sie bald schon nach meinem Einstieg in die örtliche Hausarztpraxis kennen, nach unserer ersten Rückübersiedelung aus Boston, es war im Jahr 2002. Die Familie war seit Generationen geprägt vom Land, von der Verwurzelung in der Heimat, von Sprache und Gebräuchen. Christlich und behütet aufgewachsen unter vielen Geschwistern, mit katholischer Erziehung bei Jürgen und protestantischer bei seiner Frau. Wie Jürgen waren auch seine

Kinder, die zwölfjährige Tochter und der achtjährige Sohn, in der katholischen Gemeinde aktiv, der Sohn sogar als Messdiener. Er folgte auch hier seinem Vater. Beide Kinder gingen in der Kleinstadt zur Schule, sämtliche Wege bewältigten sie mit dem Fahrrad. Der jeweilige Freundeskreis wohnte in der unmittelbaren Nachbarschaft. Alles schien geordnet, einladend und beschaulich. Die Welt von Jürgens Familie war in Ordnung.

Obwohl sie beide aus der gleichen Kleinstadt kamen, in der sie jetzt wieder lebten, hatten sich Jürgen und seine Frau erst während des Studiums im nahen Münster kennengelernt. Zumindest waren sie sich gegenseitig zuvor nicht aufgefallen. Jürgen wurde im Anschluss ans Studium Ingenieur und übernahm schließlich eine leitende Position in einem örtlichen Energieversorgungsunternehmen. Diesen Job hatte er erst kürzlich angetreten, was für ihn „ein Segen“ war, wie er es nannte, denn sie hatten sich gerade hoch verschuldet, um sich den Traum vom Eigenheim zu erfüllen. In einem verkehrsberuhigten Neubaugebiet, in Fahrradreichweite zur kleinen Innenstadt, mit Unterstützung einer lokalen Bank, bei der Jürgen schon seit seiner Kindheit Kunde war, hatten sie gebaut und zwei Jahre zuvor ihr „kleines Paradies“ bezogen.

Jürgen war ein freundlicher Mann. Er hatte eine angenehme Stimme, die mitunter vielleicht etwas leise war, vor allem wenn es im Gespräch um gesundheitliche Dinge ging, was bei uns naturgegeben oft der Fall war. Er sang schon seit seiner Kindheit im Kirchenchor, zuletzt sogar noch intensiver, weil es bei den Männerstimmen fehlte und sein Bass dringend gebraucht wurde. Es machte ihm große Freude. Zusätzlich engagierte er sich im Gemeindevorstand, wie überhaupt die Gemeindearbeit einen großen Teil seiner Freizeit ausmachte. Er besuchte nicht nur die Messen, sondern machte abends und am Wochenende auch ehrenamtliche Arbeit. Das hatte in der Familie bereits zu kritischen Fragen geführt, auch weil Jürgen in seiner beruflichen Position ebenfalls sehr genau und gewissenhaft und meist der Erste war, der morgens in der Abteilung erschien, und nicht selten der Letzte, der am späten Nachmittag wieder ging.

Wann immer er konnte, begleitete Jürgen die Kinder zu ihren sportlichen Aktivitäten oder sonstigen Terminen, etwa am Wochenende, was jedoch aufgrund seiner vielen Rollen und Ämter immer wieder zu kurz kam. Zuletzt mehr. Meist allerdings schaffte er es, das Fußballtraining des Sohnes einmal in der Woche zu begleiten. Auch das gemeinsame morgendliche Frühstück bereitete er regelmäßig zu, während seine Frau, die eine Halbtagsstelle als Physiotherapeutin in einer örtlichen Praxis hatte, noch im Bad war.

Jürgen war etwa einen Meter achtzig groß, minimal untersetzt, als ich ihn kennenlernte, dennoch von Haus aus insgesamt ein eher sportlicher Typ. Wenngleich er, bis auf das regelmäßige Fahrradfahren im Ort, nach eigenen Angaben keine gezielten sportlichen Hobbys hatte. Sein Teint war keinesfalls blass oder fahl, eher schien er, auch im Winter, leicht gebräunt. Ging er ins Sonnenstudio?, fragte ich mich, als ich ihn das erste Mal sah, verwarf den Gedanken aber bald, weil das irgendwie nicht zu ihm zu passen schien. Seine Haare, ebenfalls hellbraun wie seine Augen, unterstützten den Gesamteindruck.

Man freute sich, wenn man Jürgen und seine Familie sah. Die Besuche in der Praxis liefen normalerweise stringent und zielführend ab. Jürgens Frau war, wenn sie zum Beispiel mit den Kindern zu uns kam, immer gut vorbereitet und wusste genau, was sie wollte. Dabei war sie nicht fordernd oder unangenehm, sondern gut strukturiert und informiert. Jürgen seinerseits wirkte im Kontakt immer etwas zurückhaltender, manchmal fast passiv oder gar devot, keinesfalls jedoch wie jemand, der durch seine schiere Präsenz, wenn er einen Raum betrat, automatisch die Aufmerksamkeit auf sich zog. Er war kein „Hingucker" in dem Sinn, schien eher durch sein Wirken und Tun zu überzeugen als durch seine Wirkung und Erscheinung. Obwohl gar nicht unattraktiv, erregte er keine Aufmerksamkeit. Das

Gleiche galt für seine Frau, die insgesamt jedoch etwas offener und direkter war. Die Familie war fleißig, zuverlässig, hilfsbereit, dabei nicht unmodern – man wünschte ihnen alles Gute dieser Welt.

Eines Tages stellte Jürgen am Rande einer vermeintlichen Routinekonsultation in der Praxis eher beiläufig fest, dass er seit einige Monaten zunehmende Magen-Darm-Probleme hätte, mit häufigeren Phasen von anhaltendem Durchfall. Auch habe sich die Stuhlfarbe verändert, manchmal sei sie sehr hell. Zuletzt würde es ihm immer schwerer fallen, nach den langen Abenden, etwa in der Gemeinde, späte Mahlzeiten noch gut zu verdauen. Gerade nach den Chorproben sei es nicht unüblich, noch bei einem örtlichen Italiener einzukehren. Die oft opulenten Mahlzeiten hätte er in letzter Zeit überhaupt nicht mehr vertragen. Jürgens Gesamteindruck hatte sich ebenfalls gewandelt. Er wirkte leicht abgemagert, etwas eingefallen im Gesicht. Auch die Hautfarbe hatte sich noch stärker in Richtung bräunlich, fast bronzefarben, verändert, was jetzt gar nicht mehr so gesund, sondern eher unnatürlich aussah. Bei mir gingen die Alarmglocken an.

In den folgenden Wochen brach für Jürgen und seine Familie die Hölle los. Bei ihm wurde ein Gallenblasenkarzinom diagnostiziert – Krebs im fortgeschrittenen Stadium. Die Hautveränderungen und auch der Durchfall beziehungsweise die veränderte Stuhlfarbe waren bereits Symptome der Erkrankung gewesen. Eine schnell anberaumte Operation im nächstgelegenen Krankenhaus konnte nicht mehr alles Tumorgewebe restlos entfernen, auch die Bauchspeicheldrüse und Teile des Dünndarms waren schon befallen. Es blieb jetzt abzuwägen, ob direkt eine zweite, sehr große Operation in einem Spezialzentrum angezeigt war – und wie es um die Erfolgschancen damit stand. Oder ob man zunächst versuchen sollte, über eine aggressive Chemotherapie den Krebs so weit in die Schranken zu weisen, dass eine nachfolgende Operation, mutmaßlich später durchgeführt, weniger einschneidend und dazu hoffentlich erfolgreicher verlaufen würde. Eine komplizierte Gleichung mit vielen Unbekannten. Eine schwere Entscheidung.

Nach mehrfacher Konsultation weiterer Fachleute sowie dem Familienrat, zu dem auch die Schwiegereltern gehörten, entschied sich Jürgen dafür, die Variante mit der Chemotherapie zu probieren. Dafür hatte man ihm einen sogenannten Port eingebaut, eine Art Ventil, über das die Chemotherapie in mehreren, schnell aufeinanderfolgenden Zyklen appliziert werden konnte. Statt eines venösen Zugangs, der jedes Mal neu eingerichtet werden müsste, konnte man so die flüssigen Zytostatika, die das Wachstum der Krebszellen idealerweise unterbinden sollten, direkt und relativ unkompliziert in den Körper einbringen. Die Chemotherapie-Sitzungen wurden ambulant beim behandelnden Onkologen im Krankenhaus durchgeführt. Jürgen kam parallel weiterhin zu uns in die Praxis, wo wir uns beispielsweise um die begleitenden Blutkontrollen sowie anfangs noch um die Pflege des Ports (Verbandswechsel, Säuberung, Wundkontrolle) und um sein allgemeines Befinden kümmerten. Über mehrere Monate schien die Situation stabil, wenngleich die großen Ängste und auch das Leid, das in das Leben der jungen Familie so jäh eingebrochen war, in den Augen aller von nun an sichtbar blieben.

Nach der initialen Phase der ersten Chemotherapie-Zyklen trat eine Periode ein, wo Jürgen etwa jeden zweiten Monat neuerliche Reihen von Therapiesitzungen hatte. In diesen Rhythmen kam er dann auch wieder zu uns in die Praxis. Er vertrug die Therapie recht gut – es bildete sich eine gewisse, allerdings hoch anfällige, neue Routine aus. Der Mensch will schließlich leben.

Im letzten Sommer vor meinem Weggang aus der Münsterländer Praxis kippte die mühsam aufrechterhaltene Situation. Jürgen hatte selbst schon bemerkt, dass sein Körpergewicht in den vergangenen Wochen weiter abgenommen hatte, er nächtliche Schweißausbrüche bekam, vor denen man ihn gewarnt hatte, die Haut wieder stärker gelb-bräunlich wurde, der Appetit gänzlich verschwand, die hellen Durchfälle zurückgekommen waren und er zusehends müde war. Auch die Arbeit, die er zu Beginn der Therapie nach einer kurzen Unterbrechung von weniger als sechs Wochen wieder aufgenommen hatte, konnte er zuletzt kaum mehr bewerkstelligen.

Voller Sorge ging Jürgen zur Kontrolle bei seinem Onkologen, der ihm leider keine guten Nachrichten geben konnte: Die Chemotherapie hatte nicht oder nicht mehr angeschlagen, denn der Tumor hatte sich wieder „erholt", war wieder gewachsen. Es hatten sich dazu noch fragliche Metastasen im Bereich der Leber gebildet, wie der Ultraschall vermuten ließ. Nun sollte eine weitere Diagnostik erfolgen, auch um nach zusätzlichen Metastasen zu suchen. Jürgen war die Luft wie abgeschnürt.

Die Situation schien allen klar: Es stand nicht gut. Zwar würde jetzt die Chemotherapie noch einmal gewechselt, möglicherweise noch härter werden, aber an eine klärende Operation unter verbesserten Bedingungen war gar nicht mehr zu denken, im Gegenteil. Der Onkologe hatte definitiv von einer Operation im Moment abgeraten, er wollte zunächst noch die zusätzlichen Untersuchungen abwarten. Bereits bei diesem Gespräch machte sich eine kriechende Hoffnungslosigkeit breit, die von nun an bestimmend im Leben der Familie wurde.

Jürgen kam an jenem Tag vom Onkologen ohne vorherige Terminvereinbarung direkt zu uns in die Praxis. Es war inzwischen spät geworden, er war einer der letzten Patienten. Als ich ihn an diesem Abend sah, wusste ich sofort, was Sache war. Mit trübem Blick und gesenktem Kopf überreichte er mir den Briefumschlag mit dem kurzen Bericht des Onkologen. Sein Mut schien gebrochen, fast wirkte es, als sei der Lebenswille schlagartig aus ihm gewichen. Zugleich war auch eine Portion Selbstzweifel zu spüren – die Frage, ob er in den letzten Monaten alles richtig gemacht habe, auch medizinisch; ob er selbst möglicherweise schuld an allem war.

Dazu kam noch ein gehöriger Ärger, geradezu eine Wut, vor allem auf Gott, wie er mir später erklärte: „Ich habe immer alles befolgt! Ich war sicher kein Engel, aber ich habe mich stets bemüht. Wieso muss ausgerechnet ich diese Prüfung auferlegt bekommen? Ich weiß sowieso, dass ich die nicht bestehen werde. Ich werde wohl sterben. Das war's dann. Das hätte der sich auch gleich sparen können. Dann hätte ich mich gleich erschießen können. Wäre schneller gegangen. Und alle hätten ihre Ruhe!"

Jürgen wirkte auf mich geradezu beleidigt. Sein ganzes Leben hatte er fromm und religiös gelebt und dies ganz offensichtlich als eine Art Einzahlung auf ein imaginäres Konto empfunden. Nun fühlte er sich seines Guthabens beraubt, mehr noch, jeglicher Verzinsung. Als wenn ihm auf einen Schlag alles genommen worden war, was ja irgendwie auch stimmte, und er am Ende sogar noch mit Schulden dastand. Er wirkte maximal gekränkt, fast wie ein Kind, das bestraft wird, obwohl es doch immer artig gewesen war. Letztlich jedoch war er völlig verzweifelt. Seine ganze Existenz aus den Angeln gehoben, stand er am Abgrund und wusste es.

„Werden Sie für mich da sein?", fragte mich Jürgen wie unter Schock.

Ich schaute ihm tief in die Augen und nickte.

Pause.

„Wie geht es jetzt weiter?"

Ich sagte ihm, dass ich ihn für den Rest dieser Woche krankschreiben und am nächsten Morgen den Onkologen anrufen würde. Die von den Spezialisten empfohlenen Untersuchungen sollten wir in jedem Fall machen, um dann in einer neuerlichen Zusammenkunft, möglicherweise auch mit der Familie, wenn er das wünschte, die nächsten Schritte zu besprechen. Ich bot ihm an, für dieses Gespräch auch zu ihm nach Hause zu kommen. Er wollte es sich überlegen.

Nachdem ich mich vergewissert hatte, dass er ausreichend stabil war, um mit dem Auto nach Hause zurückzukehren, und ihm für die

Nacht noch etwas zum Schlafen mitgegeben hatte, entließ ich ihn mit einem flauen Gefühl in der Magengegend in den Sommerabend.

Von da an ging alles sehr schnell. Die Untersuchungen hatten zahlreiche Metastasen ergeben, unter anderem in der Lunge, auch schien es möglich, dass Knochen teilweise mitbetroffen waren. Zunehmend stellten sich zahleiche Schmerzen ein, die nur schwer zu kontrollieren waren. Nach einem kurzen Arbeitsversuch schrieb ich Jürgen erneut krank. Er würde nie wieder an die Arbeitsstelle zurückkehren.

Zur Entlastung der familiären Situation nahm ich Jürgen in meine Hausbesuchsrunde auf. So musste er nur selten in die Praxis kommen. In seinem häuslichen Umfeld fühlte er sich insgesamt wohler. Anfangs kam ich wöchentlich, dann wurden die Rhythmen kürzer. Später kam ich täglich. Für die Behandlung seiner Schmerzen nahm er inzwischen Opiate ein.

Immer, wenn ich Jürgen zu Hause antraf, wurde mir deutlich, welche zentrale Bedeutung sein Zuhause als Ort und Hort für ihn hatten. Traf ich ihn in der Praxis, was immer seltener der Fall war, standen ihm Schmerzen, Unwohlsein und ein Aufgekratztsein deutlich ins Gesicht geschrieben. Öffnete er mir die heimische Tür, solange er das noch selbst konnte, wirkte er dagegen gelöster und zufriedener, ja friedlicher. Obwohl er insgesamt mit seinem Schicksal doch sehr haderte. Wer wollte es ihm verübeln. Doch dieses Haus war wie sein Kokon. Die feindliche Welt war irgendwie draußen.

Wenige Jahre nach meinen letzten Begegnungen mit Jürgen stieß ich auf die bereits erwähnten Forschungen zum Thema Nostalgie, die sich mit meinen eigenen Erkenntnissen zur Neurobiologie des Glücks frappierend deckten: Menschen, die ein echtes Zuhause haben beziehungsweise nach Hause kommen können, gegebenenfalls dort auch freundlich erwartet werden, empfinden schon bei dem Gedanken daran mehr innere Wärme, die sich sogar physiologisch nachweisen lässt. Das ist keine reine Einbildung, sondern ein biologischer Prozess, wie Sie bereits wissen. Das Sich-Erinnern an das Zuhause und schließlich das Nach-Hause-Kommen führen dazu, dass es einem nicht nur sprichwörtlich warm ums Herz wird. Schmerzen verringern sich. Dieses Glücksgefühl hat etwas mit tiefer Verbundenheit, mit endogenen Opiaten, Serotonin und Oxytocin zu tun, insgesamt mit einem Zustand, bei dem der Mensch sich eher in Ruhe und aufgehoben fühlt – heimatlich eben. Im Nachhinein betrachtet, konnte ich all das bei Jürgen beobachten, wenn er sich in seinem häuslichen Umfeld aufhielt.

Das Unvermeidbare ließ sich jedoch nicht mehr aufhalten. Es ging auf den Tod zu. Schritt für Schritt mussten wir die Opiate in der Dosis erhöhen und weitere medikamentöse sowie pflegerische Maßnahmen veranlassen. Zu seinem großen Bedauern musste Jürgen aus dem gemeinsamen Schlafzimmer ausziehen. Seine Nächte waren zu unruhig, insbesondere emotional, und das Bad zu weit weg. Er zog in eines der Kinderzimmer direkt gegenüber dem Bad, damit er, solange das noch ging, nachts die Toilette selbstständig aufsuchen konnte. Sein Radius wurde immer kleiner.

Sein Sohn, der das Kinderzimmer für ihn geräumt hatte, schlief nun im Erdgeschoss im Gästezimmer, die Ehefrau lag allein im Doppelbett nebenan. Langsam kroch die Traurigkeit in das bisher so traute Heim. Bei meinen täglichen Hausbesuchen erwartete mich die Familie zuletzt immer fragender. Verschreckte Kinderaugen schauten mich wortlos an, und auch der Smalltalk mit der Ehefrau verstummte schließlich. Sie machte mir die Tür auf, wir wechselten einige wenige Worte zum gegenwärtigen Befinden des Ehemanns, und dann ging ich die Treppe empor, um Jürgen in seinem Zimmer zu besuchen. Stets wurde ich dort schon „sehnsüchtig" erwartet. Das Medizinische war relativ schnell gemacht, die Gespräche am Bett jedoch wurden mit der Zeit immer länger, tiefer, intensiver.

Eines der Gespräche – Jürgen verbrachte mittlerweile fast den ganzen Tag nur noch im Bett, ich saß bei meinen Besuchen jeweils an seiner Seite – offenbarte das große Dilemma, in dem er sich befand. Er empfand eine große Ungerechtigkeit darüber, dass es ihn, und dann noch zu diesem Zeitpunkt, getroffen hatte. Sein ganzes Leben hatte er investiert, um an diesen Punkt zu kommen: eine glückliche Familie, die Eltern und Schwiegereltern noch nicht pflegebedürftig, ein eigenes Haus, ein guter Job, eingebettet in die Gemeinde, in den Freundeskreis und in die Nachbarschaft. Seine Frau und er hatten gerade begonnen, ihren Traum, auf den sie so lange hingearbeitet hatten, zu leben. Jetzt würde er allem entrissen werden. Seine Kinder würden ohne ihn aufwachsen, vielleicht würde seine Frau nicht in der Lage sein, den Kredit für das Haus abzubezahlen. Möglicherweise müssten sie das Haus wieder verlassen, vielleicht sogar die Kleinstadt, weil die gegenwärtige Anstellung der Frau finanziell nicht ausreichen würde. Möglicherweise müsste sie sich selbstständig machen, doch dafür war die Konkurrenz im Ort zu groß. Er hatte Angst vor dem Tod. Er hatte Angst vor dem Sterben. Er hatte Angst davor, die Familie und alle anderen im Stich zu lassen. Auch die Gemeinde. Vor allem die Schwiegereltern waren ihm sehr ans Herz gewachsen. Wer würde sich um sie kümmern, wenn sie eines Tages pflegebedürftig würden? Alles unerledigt, „Full stop aus freier Fahrt", wie er es nannte. Jürgen haderte mit allem. Er wirkte angespannt, verzweifelt, wie aufgestachelt.

Und dann offenbarte er eine weitere, zentrale Quelle seines Zornes: Weil er mittlerweile das Haus gar nicht mehr verließ, sogar das Kinderzimmer kaum noch, da das Treppensteigen zu beschwerlich geworden war, und er fast nur noch im Bett lag, hatte er schließlich den Priester und auch den Kantor seiner Gemeinde angerufen, um sich für sein Fehlen zuletzt beim Chor und auch bei den letzten Gemeindevorstandssitzungen zu entschuldigen. Er hatte ihnen die Situation erläutert und insgeheim gehofft, dass wenigstens der Priester, den er erst nach mehrfachen Versuchen und Bitten um Rückruf endlich kurz zu sprechen bekam, anbieten würde, ihn zu Hause zu besuchen. „Schließlich ist der doch Seelsorger! Das ist doch sein Job!“ Und dann platzte es aus Jürgen heraus: „Sie kommen hier jeden Tag her, machen Ihre Arbeit. Wäre es nicht auch die Arbeit des Priesters, wenigstens einmal aufzukreuzen? Ich habe mein ganzes Leben lang für die Gemeinde alles gegeben, meine Freizeit geopfert, selbst die heilige Zeit mit der Familie. Nach Feierabend bin ich noch zur Kirche gefahren, habe manchmal die Messe für den Abend oder den nächsten Tag mit vorbereitet, bin zu Vorstandssitzungen gegangen, zum Chor, zu Konzerten. Ich habe das Gemeinde-Grillen, die Tombola, den Flohmarkt, all diese Dinge mitorganisiert. Es wurde immer alles genommen. Einen Dank dafür gab es nie. Und jetzt, wo ich das eine Mal jemanden aus der Gemeinde bräuchte, wo ich Beistand bräuchte, wo ich eine einzige Bitte geäußert habe, schlägt man sie mir aus. Der Priester ist bisher nicht gekommen. Er hat auch nicht angedeutet, ob er das jemals vorhaben würde. Ich habe das alles so satt. Vielleicht ist das alles hier eine einzige große Lüge. Ich weiß nicht mehr, was Gott vorhat oder ob es ihn überhaupt gibt!“

Jürgen fühlte sich von allen guten Geistern verlassen. Seine Grundbedürfnisse wurden nicht mehr erfüllt.

Wie Sie bereits wissen, spielen in unseren Forschungen seit vielen Jahren die Motive der Menschen, ihre Beweggründe und Bedürfnisse, eine zentrale Rolle: Wofür stehen sie morgens auf? Was treibt sie an? Und was frustriert sie? Wir haben vielfache Studien zu den Grundbedürfnissen und zur Frage, wie die Menschen Strategien entwickeln, um ihre Bedürfnisse zu erfüllen beziehungsweise erfüllt zu bekommen, durchgeführt. Zudem befinden wir uns in Forschungsverbünden, um gemeinsam mit anderen Kolleginnen und Kollegen über diese Dinge wissenschaftlich zu arbeiten und zu schreiben. Dabei war meine langjährige Zugehörigkeit zu einem neurowissenschaftlichen Labor in New York zentral für die Erkenntnis gewesen: Als Dreh- und Angelpunkt von Motivation, Beweggründen und Verhalten ist das Belohnungssystem im Gehirn der für mich interessanteste Teil der zugrundeliegenden Neurobiologie. In diesem Zusammenhang möchte ich noch einmal auf die Arbeit des amerikanischen Psychologen Clayton Alderfer verweisen. Er hat mit seinem ERG-Modell, das Sie bereits kennen, drei zentrale Motive herausgearbeitet: Wir Menschen streben demgemäß nach Absicherung unserer Existenz, man könnte auch sagen nach Leben und Überleben, nach Beziehung und Verbundenheit, letztlich nach Liebe, darin auch eine Verbundenheit zu Höherem, schließlich nach Wachstum, womit insbesondere ein inneres Wachsen und Reifen gemeint ist. Das Besondere an Alderfers Modell ist, dass die geschilderten drei Grundbedürfnisse nicht in einer Konkurrenz zueinander stehen oder hierarchisch aufeinander aufbauen, sondern verwoben sind, wie bei einem Dreieck, das erst durch die Verbindung der einzelnen Eckpunkte entsteht. Im Idealfall sind so alle Bedürfnisse erfüllt, zumindest aber in der Gesamtbilanz entsteht ein positives Bild. Kein Bedürfnis darf grundsätzlich ausfallen oder gänzlich unbeachtet bleiben.

Jürgen war gerade dabei, alles zu verlieren, seine Existenz, seine Heimat, sein ganzes Leben. Seine Gesamtbilanz war negativ: Das nackte Überleben schien nicht nur unsicher, sondern das Ende – sein Tod – war offenbar besiegelt. Seine Beziehungen zu den Liebsten, aber auch zur Kirche, zu Gott, waren nicht nur gefährdet, sondern schienen zu einem jähen Ende zu kommen; teilweise waren sie es schon. Und ein weiteres Wachsen, ein Reifen gar, kam ihm gegenwärtig undenkbar vor. Er saß in der Falle. Er war in der Sackgasse seines Lebens angekommen, es gab keinen Ausweg mehr, selbst Gott und der Glaube konnten ihm nicht mehr helfen. Überhaupt: Woran sollte er noch glauben? Er stand vor einer Wand. Er hätte alles vor Wut zertrümmern können. Aber selbst dafür war er mittlerweile zu schwach.

Jürgen war noch nicht bereit zu sterben. Wie konnte er auch? Wann ist man das?

„Herr Esch", sagte er wenige Tage später zu mir. „Ich kann nicht mehr. Es muss ein Ende haben. Ich möchte hier zu Hause sterben. Ich will hier nicht mehr weg. Werden Sie mir helfen? Werden Sie für mich da sein?"

Ich nahm seine Hand. Er hatte Tränen in den Augen, es war deprimierend. Ich nickte abermals. „Wir finden einen Weg! Ich werde für Sie da sein."

Am nächsten Mittag, es war ein Freitag, als ich auf meiner täglichen Hausbesuchsrunde eintraf, bemerkte ich schon beim Betreten des Hauses, dass irgendetwas anders war. Jürgens Frau lächelte mich an. Sie fragte mich, ob ich noch für einen Moment auf einen Kaffee in der Küche bleiben wollte. Ich verneinte, da ich wusste, dass ich oben erwartet wurde. Jürgen hatte mein Eintreffen sicher längst bemerkt. Seine Frau war gerade dabei, das Mittagessen zu bereiten. Die Tochter war bereits von der Schule zu Hause und hielt sich ebenfalls in der Küche auf. Sie lächelte mich an. Irgendwie war die Stimmung gelöst, fast ein bisschen heiter. Ich ging die Treppe herauf. Die Tür zum Kinderzimmer war leicht geöffnet. Jürgen saß, durch Kissen unterstützt, leicht aufgerichtet in seinem Bett. Mit einem herzerwärmenden Lächeln, das ich nie mehr vergessen werde, und mit einem warmen, freundlichen Blick aus glasklaren Augen schaute er mich strahlend an.

„Herr Esch", sagte er, als ich sein Zimmer betrat, „ich habe heute Nacht Gott gesehen." Er schien außer sich vor Freude.

Alle Anspannung war aus seinem Gesicht und Körper gewichen. Seine Stimme war voller Klangfarben, dabei nicht laut oder dominant, sondern ausgewogen, geradezu singend.

„Ich hatte einen Traum, vielleicht war ich aber auch wach, ich weiß es nicht genau, ob es ein Traum war, aber darin war alles farbig, fröhliche Farben, wissen Sie? Helle Farben, alles war so freundlich. Vielleicht war es das Paradies? So sah es aus. Mir wurde bedeutet, dass alles gut werden wird. Ich muss nur Vertrauen haben." Nach einer kurzen Pause setzte er fort: „Ich habe es gesehen, glauben Sie mir. Ich weiß es jetzt. Alles wird gut!"

Ein magischer Moment, auch für mich. Jürgen war wie ausgewechselt. Es war zu greifen. Es ging eine große Güte von ihm aus, er strahlte Liebe aus – man kann es nicht anders beschreiben. Diese Energie transzendierte durch den ganzen Raum, das ganze Haus, geradezu lumineszierend. „Herr Esch, ich bin jetzt bereit."

Wir besprachen noch einige medizinische Dinge. Ich hatte ihm meine Hilfe bei allen Schritten seines Weges versprochen. Geradezu nüchtern und ohne jede Zurückhaltung gingen wir alles durch. Sogar die Frage, wie man den toten Körper aus dem Kinderzimmer, schließlich aus dem Haus bekäme, berührten wir. Jürgen schien vor nichts mehr Angst zu haben. Fast war es so, als würde er sich geistige Notizen über unser Gespräch machen, um alles richtig zu verstehen und behalten zu können. An diesem Tag verließ ich ihn ebenfalls gelöst und mit einer gewissen, geradezu unangemessenen Leichtigkeit. Ich fühlte mich von ihm reichlich beschenkt, war sehr dankbar und fast zuversichtlich.

Als ich am darauffolgenden Montag in die Praxis kam, erfuhr ich, dass Jürgen am vergangenen Sonntag verstorben war. Die Ehefrau hatte am Morgen bei uns angerufen. Ich war nicht überrascht.

Kurz darauf kam Jürgens Frau in die Praxis. Im Verlauf unseres Gesprächs nahm sie meine Hand. Mit großer Herzlichkeit schaute sie mich an und sagte aus einer tiefen, inneren Ruhe und Klarheit heraus: „Danke."

Ich fühlte eine große Verbundenheit.

„Sie haben uns sehr geholfen. Mein Mann ist ganz friedlich gegangen. Er lag am Sonntagmorgen mit einem Lächeln im Bett. Ich habe ihn so aufgefunden. Er selbst war da schon ganz woanders, nur sein Körper war noch da. Ganz entspannt lag der da. Die Kirchenglocken läuteten. Es war ein wunderbarer Sommermorgen. Es geht ihm gut. Ich weiß es. Er lässt Sie grüßen."

Verbundenheit mit dem unkonkreten Anderen: Die Mitgefühls-Meditation

Wir Menschen sind von Natur aus soziale Wesen. In der Tendenz sind wir kooperativ und nicht kompetitiv oder feindselig eingestellt. Das ist, wie gesagt, nachgewiesen. Mitgefühl ist also natürlich, ein wesentlicher Teil von uns – und gesund. Es bringt uns in die Verbundenheit mit uns selbst und unserer Mitwelt. Es reduziert Stress, ganz enorm sogar: Geteiltes Leid ist halbes Leid, Freude wächst dagegen in der Gemeinsamkeit. Die folgende Übung kann unser Mitgefühlsempfinden stärken:

- Versuchen Sie zunächst, Mitgefühl aktiv zu empfinden beziehungsweise es zu kultivieren, indem Sie sich jemanden, den Sie mögen, vorstellen und ihm/ihr gedanklich eine positive Botschaft schicken. Damit öffnen Sie sich fürs Mitgefühl. Schließen Sie die Augen, wenn Sie mögen, entspannen Sie sich in diesen Moment hinein und atmen ruhig und in Ihrem eigenen Rhythmus.
- Denken Sie, wenn Sie so weit sind, der Reihe nach und jeweils für vier bis sieben Atemzüge beziehungsweise eine knappe Minute lang
  - an sich selbst,
  - an einen lieben Angehörigen (nicht unbedingt Ihren Sexualpartner/Ihre Sexualpartnerin),
  - an jemanden aus Ihrem Freundes- oder Bekanntenkreis,
  - an eine neutrale Person, die Ihnen zufällig über den Weg gelaufen ist, die Sie nicht näher kennen und die bei Ihnen keine bestimmten Emotionen auslöst,
  - an eine schwierige Person oder an einen „Feind“,
  - an alle Wesen beziehungsweise das ganze Universum insgesamt.

Wünschen und senden Sie all jenen Personen und Wesen jeweils der Reihe nach gedanklich Glück, liebevolle Güte und Wohlergehen. Senden Sie in der obigen Abfolge Botschaften aus wie: „Möge es dir wohlergehen“, „Mögest du glücklich sein“, „Mögest du Freude haben“. Eventuell auch: „Mögest du Liebe empfangen“, „Mögest du Erfüllung und Friede finden“.

Am Ende verbleiben Sie noch einige Atemzüge in Stille. Beobachten Sie einfach nur den Rhythmus Ihres Atems und kommen Sie schließlich mit der Aufmerksamkeit wieder in den gegenwärtigen Raum zurück.

Zu guter Letzt: Vom Ich zum Wir

Jürgens Geschichte macht die Grenzen der Medizin deutlich. Ärztinnen und Ärzte können nicht allen helfen. Sterben gehört zum Leben. Das dreidimensionale bio-psycho-soziale Modell der Gesundheit limitiert das medizinische Potenzial. Jeder Patient, der stirbt, ist aus ärztlicher Sicht dann eine Katastrophe, eine harsche Niederlage, ein schwerer emotionaler Minderwertigkeitsmoment. Anders in der vierten Dimension der Gesundheit: Da kommt den Ärztinnen und Ärzten eine weitere Aufgabe zu. Wir Mediziner können sinnhaft begleiten, auch wenn es in manchen Fällen, wie bei Jürgen, keine Heilung gibt. Ihn konnte ich „nur" dabei unterstützen, im Außen und in sich Heimat und Frieden zu finden. In der vierten Dimension der Gesundheit ist Sterben ein natürlicher Prozess, der dazugehört. Jeder Mensch stirbt irgendwann – und ein Arzt kann dazu beitragen, der Patientin oder dem Patienten im wahrsten Sinne des Wortes eine Hand zu reichen, um bei sich anzukommen, um zu Hause von dieser Welt zu gehen. Jürgen spürte erst wenige Tage vor seinem Tod die vierte Dimension der Gesundheit. Er hat Gott gesehen und wieder Sinn gehabt, jenseits des unengagierten Verhaltens der kirchlichen Vertreter.

Der innere Arzt ist auch eine Einstellung beziehungsweise eine Entscheidung zu einem Perspektivwechsel zum Innenraum, der ein wichtiger und ernst zu nehmender Partner des äußeren Arztes ist. Lassen Sie mich ein weiteres Beispiel geben.

Vor einigen Jahren war ich von der evangelischen Kirche in Bayern als Referent zu einem dreitägigen Seminar in ein Kloster eingeladen worden. Mein Beitrag war Gesundheitsmanagement für Seelsorger/innen. Am Vorabend des ersten Seminars traf ich mit der Gruppe zusammen.

Eine ältere Pfarrerin kam auf mich zu und fragte: „Kennen Sie vielleicht einen Experten für Tinnitus?"

„Erzählen Sie doch erst mal von vorn", erwiderte ich, um mehr zu erfahren und meiner Gesprächspartnerin besser helfen zu können.

„Ach", stöhnte sie auf. „Ich habe diese schlimmen Ohrgeräusche, ich kann nichts mehr hören, es macht mich wahnsinnig. Verstehen Sie, ich höre gar nichts mehr. Ich kann nicht mehr!" Sie erzählte, dass sie schon bei allen möglichen Spezialisten gewesen sei, sagte eine ganze Liste von Namen auf – „die besten Koryphäen auf dem Gebiet!"

„Und jetzt meinen Sie, dass ich als Allgemeinarzt die Lösung für Sie habe?"

„Sie sind meine letzte Hoffnung", antwortete sie.

„Wir reden doch eigentlich ganz normal miteinander. Sie können mich gut verstehen, oder?"

Sie nickte.

„Und wir reden schon eine ganze Weile, und ich spreche nicht lauter als sonst, obwohl hier viele Leute um uns herum sind, richtig?"

Wieder nickte sie.

„Dann ist an Ihnen doch mehr gesund als krank?"

„Oh", sagte meine Gesprächspartnerin. Sie guckte mich mit großen Augen an. Es entstand eine Pause, sie wirkte erstaunt. „Darüber muss ich erst mal nachdenken." An ihrem betroffenen Gesicht konnte ich erkennen, dass wir einen Heiligen Moment zusammen erlebt hatten. Sie hatte einen Perspektivwechsel vollzogen. Die Lösung nicht mehr nur im Außen gesucht, sondern entdeckt, dass sie in ihrem Inneren zu finden sein könnte, und sei es durch Akzeptanz und Neu-Gewichtung. Meine Rolle war, ihr einen Spiegel vorzuhalten.

Am nächsten Morgen, zu Beginn meines ersten Vortrags, blickte ich in rund 50 leere Gesichter, die blass und erschöpft wirkten. Vor mir saßen Leute, die dafür zuständig waren, sich um verlorene Seelen zu kümmern. Dabei schienen sie selbst wie ausgebrannt. Um ihre Seelen, die täglich viel Elend sahen, dachte ich, schien sich keiner zu kümmern.

Ich beschloss, meinen Vortrag zu ändern. Eine PowerPoint-Präsentation, wie die meisten es vermutlich erwarteten, würde es heute nicht geben. Nach einem kurzen Gespräch mit dem Küster des Klosters, der auf die Schnelle etwas dazu organisieren musste, legte ich los.

„Sie sind alle Expertinnen und Experten für Achtsamkeit", sagte ich. „Deshalb möchte ich ein Experiment mit Ihnen machen. Gleich läuten die Kirchenglocken. Dann gehen Sie in die innere Stille, im Garten des Klosters. Mit jedem Schritt nehmen Sie Ihren Atem bewusst wahr. Das tun Sie, bis die Glocken wieder läuten. Nach ungefähr 20 Minuten."

Irritierte Blicke trafen mich. Anderen Achtsamkeit beizubringen, ist doch sonst mein Job, dachten bestimmt viele. Dennoch erhoben sie sich beim ersten Glockenschlag und gingen still nach draußen.

Das Echo der Kirchenglocken hallte von den benachbarten Bergen wider.

Ich beobachtete, wie die Teilnehmerinnen und Teilnehmer an unterschiedlichen Plätzen im Garten ganz bewusst einen Schritt vor den anderen setzten. Auch meine Gesprächspartnerin vom Vorabend schien ganz in sich versunken.

Schließlich läutete der Küster die Kirchenglocken zum zweiten Mal. Alle kehrten in den Saal zurück. Und obwohl nur 20 Minuten vergangen waren, schaute ich nun in belebte, ja beseelte Gesichter von Menschen, die raus aus dem Trott gekommen und wieder ein Stück weit zu sich gefunden hatten. Ein Gänsehaut-Moment auch für mich. Die Ausstrahlung der 50 Menschen schien Beleg dafür, dass jeder und jede von uns ein inneres Wissen in sich trägt. Dass es vorrangig darum geht, dieser Weisheit wieder Raum zu geben.

Auf den vergangenen Seiten habe ich versucht darzulegen, dass eines der wichtigsten „Medikamente", das wir als Menschen besitzen, unser Sinn ist. Damit sind primär nicht die Sinnesorgane gemeint, wenngleich sekundär durchaus, im Sinne auch einer Sinnlichkeit. Vielmehr meine ich damit eine Bedeutsamkeit dessen, was wir tun, was wir denken, was wir empfinden und fühlen, was wir sehen, hören oder ertasten. Das Gefühl, für etwas da zu sein und eine Aufgabe zu haben.

Zusätzlich scheint es von besonderer Bedeutung zu sein, sich in dieser Welt beheimatet zu fühlen. Eine geglückte, ausbalancierte Verbindung zwischen innerer und äußerer Welt, ein inniglicher, befriedigender und sinnlicher Kontakt zur Innen- und Mitwelt und letztlich auch zur transzendenten Welt ist demnach essenziell.

Noch einmal: Es ist in uns Menschen, verbunden zu sein. Verbundenheit macht uns aus. Sollten wir einmal einen Mangel an Verbundenheit erleiden, was beizeiten ebenfalls normal ist, können wir diese mit „Training“ zurückerlangen. Mitunter ist Verbundenheit eine Entscheidung, in jedem Fall aber nicht schicksalhaft.

Im Verlauf des Buches habe ich das Thema Verbundenheit zunächst auf den persönlichen Bereich projiziert, sie individualisiert. Wiederkehrend sprach ich von der Verbindung zwischen dem äußeren und dem inneren Arzt. In Bezug auf die Gesundheit haben Sie gehört, dass diese beiden „Personen“ idealerweise Hand in Hand arbeiten.

Was, wenn wir den Rahmen nun zum Abschluss noch einmal deutlich größer spannen? Wenn die Verbundenheit nicht nur persönlich ist, sondern auch einen ganzen Kulturraum, die Heimat, Sprache, Gerüche, Natur, Landschaften, Farben, auch vertraute Geräusche und vieles mehr einschließt? Wenn sie viele Facetten hat und ganz unterschiedliche Sinne anspricht? Sie kann fraglos auch den Bereich des Tierreichs einbeziehen. Für die einen hat die Beziehung zum geliebten Haustier oder zu den Vögeln an der Tränke im Garten oder im Park einen sinnlichen Verbundenheitscharakter, der das Grundbedürfnis nach Bezogenheit nährt, für die anderen ist es die Begegnung mit allen Arten von anderen Lebewesen, eventuell auch virtuellen.

Gleiches gilt für Begegnungen, die generationenübergreifend sind, etwa die besondere Bedeutung der Großeltern-Enkel-Beziehung. Gehen wir noch einen Schritt weiter: Die Generativität, letztlich eine Art Nächstenliebe, kann auch die kommenden Generationen einschließen. Zur Bewältigung etwa der plantaren Krise wird es unabdingbar sein, die Verantwortung für das Leben insgesamt, auch das noch nicht geborene, als einen eigenen Auftrag zu empfinden und ihn ganz persönlich zu nehmen. Schließlich gelingt es uns nur, das Leben als solches zu schützen und es auch zu feiern, wenn wir gemeinsam agieren, im Kollektiv. Der Begriff Universum meint wortwörtlich das Ganze, das Gesamte, das Allgemeine. In diesem Sinne sind wir nie allein, würden auch nie als Einzelwesen existieren. Es gäbe uns schlicht nicht, nicht in diesem Universum.

Natürlich geht es immer auch ums Überleben, um den abzusichernden, erfolgreichen Zugang zu Nahrungsquellen, um den Wettbewerb. Aber menschliches Verhalten im Allgemeinen – im Zentrum dabei unser Gehirn, die Art und Weise, wie wir aufwachsen und geprägt werden oder uns selbst prägen –, zeigt deutlich, dass wir in unserer Grundmatrix Herdentiere sind und prinzipiell im Verbund agieren. In Arbeitsteilungen und Rollenteilungen. In der Übernahme von Funktionen in Gesellschaft, Familie und in der eigenen Tradition, in der besonderen Bedeutung etwa der Dorfältesten oder Seniorenratgeber. In der Weitergabe von Wissen an die Menschheit generell. In einer kollektiven Weisheit genauso wie in unserer Schutzlosigkeit, der wir uns in bestimmten Lebensphasen immer wieder aussetzen, aussetzen müssen – im Vertrauen darauf, dass wir beschützt und behütet werden.

Letztlich ist unser Gehirn empathisch und auf ein „drahtloses Verbinden", ein Connecten, angelegt – über Hirnareale und Prozesse, die ständig die Verbindung zu anderen suchen, stets auf Empfang sind, die Berührung und Beziehung aufsaugen wie ein Lebenselixier. Nur in der Verbundenheit sind wir wirklich ganz Mensch: glücklich, bestätigt, resonant und schließlich zufrieden. Hier liegt, ganz universell, unser Sinn.

Das zentrale Motiv unseres Daseins ist folglich Wachsen und Vergehen sowie die Generativität, das heißt der Erwerb von Wissen und dessen Weitergabe, unser Vermächtnis. So wie sich das Leben durch uns ausdrückt, so dienen wir eben diesem Prinzip durch unsere pure Existenz. Wir finden uns im Strom des Lebendigen wieder, wie es schon Viktor Frankl beschrieben hat: Das Leben geht durch uns hindurch. Wir sind dabei eine der unendlichen Möglichkeiten, ein Manifest des Lebens, und wir hinterlassen, ob gewollt oder nicht, unseren eigenen, ganz persönlichen Fußabdruck. Wir sind Produzenten unserer eigenen Vergangenheit. Auch das ist unser Sinn.

Die Quantenphysik lehrt uns darüber hinaus, dass mit dem Beginn dieses Universums, mit der Quantenwolke nach dem Big Bang, eine unbegrenzte Zahl an Möglichkeiten vorhanden war. Unser Hiersein – dass schließlich *wir* „gewählt" wurden – ist mehr als ein Geschenk. Das Heilige, auch das an sich völlig „Unmögliche", weil statistisch höchst Unwahrscheinliche, das sind wir. Es ist in uns und um uns, überall. Wir erfüllen seinen Zweck, genau das verleiht uns Bedeutsamkeit, Sinnhaftigkeit und sogar Gesundheit.

Wenn wir aus der Bilateralität der Arzt-Patienten-Beziehung einmal heraustreten, gibt es neben dem äußeren Arzt und seiner Praxis noch die *ganz* große Apotheke: das Universum als solches. Wo überall sind wir damit bewusst verbunden? Wo empfinden wir uns als Teil eines noch größeren Raumes? Wo sind wir in ein Raum-Zeit-Kontinuum oder eine Zeitlosigkeit eingebunden, vielleicht ohne es zu merken? Oder merken wir es doch? Und können wir uns auch in etwas Größerem zu Hause fühlen?

In vielen spirituellen Traditionen, den Religionen dieser Welt, ist die Idee einer All-Einheit, im Englischen: Oneness, ein zentrales Motiv. Dabei geht es mal um eine Verschmelzung mit Gott, mal um Bilder oder Vorstellungen von einem Paradies oder einem Nirwana, mal um Ideen und Interpretationen eines göttlichen Auftrags oder einer universellen Sinnhaftigkeit, die in einem viel größeren Kontext zu denken ist.

In diesem Zusammenhang fällt auf, dass die Bedeutung des Einzelnen – des Selbst oder Egos – über die Lebenszeit und die damit einhergehende Erfahrenheit und Weisheit abzunehmen scheint. Gleiches finden wir, wie schon beschrieben, im ABC des Glücks. Je älter der Mensch wird, desto weniger scheint das Ich noch bedeutsam, stattdessen eher eine Art Essenz, letztendlich eine mehr non-personale Entität, die zunehmend in Verbundenheit mit allem anderen tritt.

Manche Traditionen nennen dieses Erleben Transzendenz, Loslassen, auch Eingehen in jene letzte Wahrheit, ins Absolute, den vermeintlichen Urgrund. Es gibt viele Begrifflichkeiten, doch bleiben sie alle am Ende beschränkt.

In jedem Fall aber, und so habe ich dieses Buch begonnen, ist die Idee eines Kindes, das in der Sandkiste spielt und dabei ganz selbstvergessen scheint, eine, auf die wir uns möglicherweise im Laufe des Lebens wieder zubewegen beziehungsweise uns dorthin entwickeln. Im Alter jedoch, wie es den Anschein hat, mit einem ganz anderen Bewusstsein. Genauer: mit einem höheren Grad an Bewusstheit.

Es überrascht vielleicht nicht, dass die Bewegung vom Ich zum Wir, die ich im Buch beschreibe, mittlerweile programmatisch in der sogenannten Positiven Psychologie geworden ist und in vielen Coachings, Ratgebern und Resilienztrainings praktiziert wird. Überall dort, wo es um Gesundheit auch in einem gemeinschaftlichen, kollektiven oder größeren Zusammenhang geht. Wenn in den USA, wie erwähnt, der Surgeon General eine Kampagne der Verbundenheit ausruft, dann ist das zentrale Motiv, die zentrale Bewegung die vom *Me* über das *MeWe* zum *We*.

Vielleicht erscheint das einigen zu befremdlich oder zu amerikanisch, aber es sind wohl genau diese pragmatischen Ansätze, die vielen Menschen wieder mehr Hoffnung und Zuversicht geben. Die sie erden, verbinden mit der Welt, mit den Mitmenschen, dem Kollektiv, mit einem sozialen Auftrag und vielleicht sogar mit einem Höheren. Ansätze, die Sinn stiften. Denn Menschen, die sich verbunden fühlen, wissen, wofür sie jeden Tag aufstehen.

Wofür stehen *Sie* morgens auf?

Was halten Sie davon, falls nicht schon geschehen, der Titelfrage dieses Buches einmal explizit nachzugehen, sich selbst zu fragen: Wofür stehen Sie morgens auf? Diese Sinn-Übung mag einfach und simpel klingen, aber sie ist nicht banal. Begeben Sie sich an einen ruhigen Ort und nehmen Sie sich ausreichend Zeit, um über die Frage nachzudenken. Zehn Minuten sind für den Anfang gut. Sie können diese Übung öfters und länger machen, um immer tiefer zu graben. Am besten halten Sie alles, was Ihnen dabei durch den Kopf geht, in einem Notizbuch fest. Ich bin überzeugt: Sie werden erhellende Einsichten gewinnen, was Sie selbst, aber auch die Menschen um sie herum angeht; was Ihre tieferen Motivationen, unerfüllten oder beglückenden Grundbedürfnisse sind. Einfachheit und Tiefe schließen sich keinesfalls gegenseitig aus, ganz im Gegenteil! Auch die folgenden Fragen und Anregungen sind alles nur Vorschläge. Sicher können Sie selbst zahlreiche eigene Ideen und Eingebungen anfügen. Tun Sie das, bitte! Es macht Freude – das weiß ich aus eigener Erfahrung.

Dem Gefühl des Beheimatetseins nachspüren

- Welche Orte in der Natur, dort, wo Sie leben, bedeuten für Sie Heimat? Welche erinnern Sie an Ihr Zuhause, das Ihnen zutiefst vertraut ist? Verbinden Sie sich mit ebenjener Natur, mit dem Boden, auf dem Sie laufen. Spüren Sie Ihre eigene Verwurzelung, auch die vielen Verbindungen, die über die eigenen Sohlen und den konkreten Boden hinausgehen.
- Hören Sie Musik, die Sie an Ihre Herkunft oder Heimat erinnert. Oder musizieren Sie selbst (wieder). Umgeben Sie sich mit Kunst, malen Sie oder wählen Sie eine andere kreative Ausdrucksform. Realisieren, imitieren oder visualisieren Sie dabei Stile, die sich für Sie „heimelig“ anfühlen oder die Ihnen schlicht lange schon bekannt sind, zu denen Sie einen tiefen, inneren Bezug haben.
- Pflegen Sie Ihre Freundschaften? Wer war Ihr bester Freund/Ihre beste Freundin aus der Jugendzeit? Haben Sie noch Kontakt? Oder können Sie diesen Menschen auffindbar machen? Gibt es vielleicht mal wieder ein Klassentreffen? Was macht Ihre beste Freundin/Ihr bester Freund aus der Lehrzeit oder

dem Studium? Oder Ihre Mitbewohner aus der Wohngemeinschaft, die Sie besonders mochten, die Sie vielleicht inspirierten oder amüsierten?

- Was spricht dagegen, einen kommenden runden Geburtstag wieder einmal zu feiern oder andere Gelegenheiten zu nutzen, um Menschen – auch von früher – zu sich einzuladen? Oder um die Familienbande enger zu knüpfen? Vielleicht gab es mit einem Familienmitglied, einer „schwierigen Person", Streit: Wollen Sie den ersten Schritt machen (oder den zweiten) und auf denjenigen oder diejenige zugehen?
- Wie steht es mit der Nachbarschaft, vielleicht auch der Gemeinde, den Straßen Ihrer Jugend oder der unmittelbaren jetzigen Umgebung und Mitwelt? Wollen Sie Ihre Nachbarinnen und Nachbarn einmal (wieder) einladen, vielleicht zum gemeinsamen Fußballschauen, Musikhören, zum Kochen und/oder Essen? Oder auch nur auf eine Käseplatte, einen Schoppen Wein oder einen guten Kräutertee?
- Wie sieht es mit Ihrer Selbstfürsorge aus? Gibt es vielleicht überlieferte Rezepte, Hausmittel, Heilmethoden aus Ihrer Familie und Heimat? Was hat Ihnen in der Jugend gutgetan? Was haben Sie besonders gerne gemacht und gemocht?
- Inwiefern erinnert Sie das Klima oder das Wetter – jetzt positiv verstanden – an Ihr Zuhause: Welche Wetterzeichen, Konstellationen, Wolkengebilde, Winde, Gerüche, sind typisch für Ihre Heimat?
- Mit welchen Erinnerungsstücken aus Ihrer Heimat umgeben Sie sich: Fotos, Bilder, Devotionalien oder Ziergegenstände? Welche Gebäude, Schemen, Muster, Formen und Farben sind typisch für die Gegend, aus der Sie stammen?
- Spricht man bei Ihnen zu Hause einen bestimmten Dialekt? Reden Sie auch so oder kennen Sie jemanden, der/die ihn noch spricht? Welche Musik oder welche Gedichte, welche Geschichten haben Sie früher gerne in welcher Mundart gehört? Können Sie die Tonart noch heute in Ihrem Alltag irgendwo wiederfinden oder eventuell kultivieren?
- Denken Sie an Geräusche und Gebräuche der Heimat, an Gerüche aus der Küche, bestimmte lokale Gerichte oder Traditionen, vertraute, typische Sportarten oder Spiele, besondere Musikinstrumente und Tänze etc. Wollen Sie etwas davon reaktivieren?

- Wann haben Sie zuletzt mal wieder Ihre Grundschule gesehen oder sogar besucht? Erinnern Sie sich noch daran, wie es dort roch, wie es aussah? Wissen Sie noch die Namen Ihrer Lehrerinnen und Lehrer, zumindest den der Klassenleitung? Oder die Namen Ihrer Mitschülerinnen und Mitschüler?
- Gibt es Bilder aus Ihrer Jugend, Fotos der Familie, vielleicht auch von Verstorbenen, von Vorbildern, die Sie aufhängen wollen oder schon um sich platziert haben?
- Gab es an Ihrem Ort, in Ihrer Stadt, vielleicht sogar in Ihrer Straße, ein Theater oder eine Kirche, eine Eisdiele, einen Marktplatz, einen Jugendclub, einen Verein, eine Disco oder Bar? Könnten Sie heute diesem Ort (zumindest von außen) einen Besuch abstatten? Und wenn ja, wann haben Sie das zuletzt getan? Und mit wem?
- Machen Sie den ersten Schritt: Reichen Sie jemandem wieder die Hand. Kehren Sie zu Orten, Personen, Traditionen zurück. Bekennen Sie sich aktiv dazu, sich wieder (zurück) zu verbinden, zu re-ligieren? Nicht aus einem Gefühl der Trauer, der Melancholie, dem „Ewig-Gestrigen“ oder aus Heimweh heraus, sondern aus einer positiv aufmunternden Nostalgie, wie ich sie hier im Buch beschrieben habe. Einfach, weil es guttut, weil es Ihr Herz erfreut.

Die Sinn-Gefühle stärken:

- Woran glauben Sie? Was gibt Ihnen oder Ihrem Leben Sinn? Was fällt Ihnen ein oder was fühlen Sie, wenn Sie an Begriffe wie die „letzte Wahrheit“, das „Absolute“, „Gott“, „Kirche“ oder „absolute Liebe“ und „Transzendenz“ denken?
- Wo gibt oder gab es in Ihrem Leben das Sakrale oder Heilige? Wie gelingt es Ihnen, sich damit zu verbinden? Oder wie haben Sie das früher getan?
- Wann haben Sie zuletzt in einer Kirche, Moschee oder Synagoge gesessen? Gab es einen solchen spirituellen Ort in Ihrer Jugend? Wie roch es dort, wie klang es, wie fühlte es sich an, dort zu sein? Haben Sie die Möglichkeit, diese Orte heute wieder aufzusuchen?
- Wie wäre es, wenn Sie einer neuen beziehungsweise „jüngeren“ Bekanntschaft die besonderen sakralen oder spirituellen Orte aus Ihrem Leben zeigen? Ihnen davon erzählen, möglicherweise auch mit ein paar Bildern?

- Üben Sie ein Ehrenamt aus? Oder haben Sie das früher einmal getan? Gibt es etwas, wo Sie ehrenamtlich helfen möchten, um vielleicht auf diese Weise etwas „Sinnvolles“ zu tun?
- Welche Gemeinschaft, religiös oder nicht, erscheint Ihnen im weitesten Sinne spirituell oder „sinnstiftend“? Haben Sie Zugang dazu? Gibt es jemanden, der/die Sie dorthin begleiten würde?
- Haben Sie schon einmal Blut gespendet oder erwogen, dies zu tun? Andere Spenden gemacht oder altruistisches Handeln bewusst praktiziert? Wann zuletzt?
- Wann haben Sie sich zuletzt einmal einer Sache voll gewidmet, sich ihr ganz hingegeben? Wann haben Sie sich zuletzt von einer Person, einer Stimmung, einer Sache oder Idee wirklich tief berühren lassen? Wann waren Sie zuletzt wirklich sinnlich? Wer oder was hat Sie total begeistert und inspiriert?
- Haben Sie schon einmal im Chor – vielleicht sogar geistliche Lieder – gesungen? Würden Sie das gerne tun? Und wie könnten Sie das bewerkstelligen?
- Gibt es eine „Glaubensgemeinschaft“ in Ihrer Nähe, die Sie interessiert?
- Auch die Natur kann immer wieder einen tiefen, spirituellen oder schlicht beseelten Eindruck auf uns machen. Sie kann stark sinnlich sein, uns tief berühren, wie ein spiritueller Lehrer, mitunter Gefühle von Transzendenz oder von etwas Höherem in uns hervorrufen. Hatten sie schon so einen Heiligen Moment in der Natur?
- Wann hatten Sie zuletzt, ganz generell, einen Heiligen Moment, eine Heilige Begegnung mit einem anderen Menschen? Können Sie sich erinnern, einem anderen authentisch, wahrhaftig und in der Essenz begegnet zu sein? Wie fühlte sich das an?
- Pflegen Sie eine Gebets- oder Meditationspraxis? Der Benediktiner-Mönch und Zen-Meister Williges Jäger sprach immer von der „Stille hinter der Stille“. Von dem, was uns alle eint, einer Art Urgrund, aus dem wir alle hervorgehen wie aus einem großen Ozean, auf dem wir selbst nur die kleinen Wellen an der Oberfläche sind. Gibt es irgendetwas für Sie, das diesen „All-Einheits-Charakter“ hat, etwas All-Verbindendes? Was immer es sein mag: Begrüßen Sie diese Dimension in Ihrem Leben, lassen Sie die Tür einen Spalt (oder weiter) offen.

Danksagung

In einem Buch, in dem es um Verbundenheit und Bedeutsamkeit geht, wo eine zentrale Erkenntnis ist, dass Dankbarkeit ein Ausdruck von Verbundenheit sein kann und Menschen, gerade in höheren Lebensaltern, häufig ein Gefühl tiefer Dankbarkeit beschreiben, erscheint es mehr als angebracht, zum Abschluss noch einmal aus vollem Herzen *danke* zu sagen.

Beim Erinnern und Aufschreiben der Geschichten sowie dem konkreten Verweben mit meiner eigenen Geschichte, meiner jeweiligen Lebenssituation, ist mir erneut klar geworden, wie viel ich meinen Patientinnen und Patienten zu verdanken habe. Wie sehr ich von ihnen lernen durfte, teilhaben durfte, mich in ihnen spiegeln und erkennen konnte. Insofern geht mein erster Dank natürlich an sie – all die Menschen im Gesundheitswesen, hüben wie drüben, auf beiden Seiten des Besprechungstisches, die mich begleitet, herausgefordert, bestärkt, zum Lernen und Wachsen angeregt haben.

Natürlich möchte ich auch meinen Lehrerinnen und Lehrern danken, sowohl den formalen als auch den informellen. Für sie gilt ebenfalls: Es war sicherlich nicht immer leicht, mich zu unterweisen, doch hoffe ich, dass es letztlich nicht allzu schlimm war. Für mich selbst gilt auf jeden Fall: Mit großer Dankbarkeit denke ich an jeden einzelnen zurück; auch an diejenigen, mit denen ich nicht immer einverstanden war (und umgekehrt).

An dieser Stelle gehört selbstverständlich ein besonderer Dank meiner Familie; auch meinen Eltern, meinem Bruder und allen, die unseren Kreis komplettieren. Meinen Freundinnen und Freunden, aber auch meinen Mitbewohnerinnen und Mitbewohnern, Kommilitonen und Kommilitonen. All jenen, die größere und kleinere Strecken dieses Lebens mit mir gemeinsam gegangen sind; die ich begleiten durfte.

Freilich gibt es auch ganz konkrete Personen, denen ich unbedingt für dieses Buch danken möchte. Allen voran meinem Mentor und kollegialen, zuweilen väterlichen Freund, George B. Stefano in New York, jetzt Baltimore. Auch dem 2022 verstorbenen Herbert Benson aus Boston, der mir das ganze Universum der Mind-Body-Medizin eröffnete, mich förderte, unterstützte, ermutigte und ebenfalls herausforderte. Auch Dietrich L. Meyer, wie im Buch erwähnt, mein erster Neuroanatomie-Professor aus Göttingen: Skurril, wie er war, wurde „Didi" ein Vorbild, hat mir sehr weitergeholfen und wichtige Denkanstöße gegeben. Stefan Gesenhues aus Ochtrup hat mich für die Hausarztmedizin begeistert, Gustav Dobos und Henning Albrecht aus Essen unter anderem für die Integrative Medizin.

Meine Zeit als Pflegehelfer in der Krebsheilkunde war sehr prägend für mich. Meine Kollegin Jutta Gölden, ebenfalls Pflegehelferin, war nicht nur ein Lichtblick und Sonnenschein, sondern für mich ein echter Glücksfall. Ich bin ihr so dankbar!

Während des Medizinstudiums hat mir Elke Berning erlaubt, als „Arzthelfer ohne Ausbildung" das Innenleben einer Hausarztpraxis aus dem Maschinenraum heraus kennenzulernen. Es war eine bewegende, inspirierende und unheimlich lehrreiche Zeit.

Eine tiefe Verbeugung gegenüber Manuela Roosevelt. Ohne sie würde es dieses Buch nicht geben. Nicht in der Form. Uns ist die Zukunft.

Ich könnte hier noch zahlreiche weitere Menschen anfügen, denen ich mich zu großem Dank verpflichtet fühle: Allgemein bin ich für die vielen bereichernden Beziehungen und Anstöße dankbar, das Leben an sich, das größte Geschenk!

Konkret sei zum Abschluss dem Gräfe-und-Unzer-Verlag gedankt, Ulrich Ehrlenspiel, der mich intensiv „bearbeitet" hat, um mit ihm und dem Verlag diese Wegstrecke zu gehen. In diesem Kontext ebenfalls ein herzlicher Dank an Stephanie Ehrenschwendner: Du hast extrem wertvolle Tipps gegeben, wichtige Einwürfe gemacht – ich finde, wir waren ein gutes Team. Und ich bin gespannt, ob die Leserinnen und Leser das im Ergebnis ebenfalls so sehen werden.

All die Genannten haben mich auf die eine oder andere Weise unterstützt. Ermutigt, die zentralen Thesen dieses Buches zunächst zu denken, dann zu erforschen, schließlich niederzuschreiben.

Dass es eine vierte Dimension der Gesundheit gibt.

Dass das Subjektive und Individuelle in uns mehr anerkannt gehört, gerade in der Medizin.

Dass Verbundenheit und Sinn nicht nur helfen können, besser medizinisch zu behandeln, sondern auch, dass objektive und subjektive Anteile – äußerer und innerer Arzt – *zusammen* deutlich besser die Gesundheit fördern und Krankheit vermeiden können, als wenn nur einer allein agiert. So werden auch solche Krankheiten „treffsicherer" adressiert, die bisher noch gar keinen Namen hatten oder einen irreführenden, vielleicht sogar einen falschen – wie beispielsweise beim „Burnout-Syndrom". Vielleicht hilft das Konzept einer vierten Dimension, manche Symptome und Syndrome überhaupt erst richtig zu erkennen.

Von Carlo Rovelli habe ich kürzlich gelernt, dass die moderne, relationale Interpretation der Quantentheorie uns herausfordert zu akzeptieren, dass es nichts außerhalb von Wechselwirkungen und Beziehungen gibt, letztlich auch keine „Objektivität". Das hat Buddha auch schon behauptet. Damit wäre die zusätzliche subjektive Interpretation der Gesundheit, wie von mir hier vorgeschlagen, die eigentlich normale. Ironie des Schicksals.

Für all diese Einladungen und Erkenntnisse bin ich zutiefst dankbar.

Verbundenheit und Bedeutung heilen – von chronischen Schmerzen bis zum Schlaganfall, vom Bluthochdruck bis zum Reizdarm, von Schwermut bis zum Ausbrennen. Und sie helfen uns zu wachsen, vielleicht sogar über uns hinaus.

DANKE!

IMPRESSUM

GRÄFE UND UNZER EDITION

Gräfe und Unzer ist eine eingetragene Marke der GRÄFE UND UNZER VERLAG GmbH, www.gu.de

ISBN 978-3-8338-8761-1
2. Auflage 2023

Projektleitung: Simone Kohl
Redaktionelle Mitarbeit und Lektorat: Stephanie Ehrenschwendner
Korrektorat: Dr. Rainer Schöttle
Umschlaggestaltung: Ki36 Editorial Design, München, Bettina Stickel
Umschlagfoto: Kay Blaschke
Herstellung: Markus Plötz
Satz und Innenlayout: Björn Fremgen, KONTRASTE
Reproduktion: Repro Ludwig, Zell am See
Druck und Bindung: Livonia, Riga

Umwelthinweis: Dieses Buch ist auf PEFC-zertifiziertem Papier gedruckt. PEFC garantiert, dass Holz- und Papierprodukte aus nachhaltig bewirtschafteten Wäldern stammen.

Die GU-Homepage finden Sie unter www.gu.de

www.facebook.com/gu.verlag

GRÄFE UND UNZER

Ein Unternehmen der
GANSKE VERLAGSGRUPPE